紫外线
皮肤科实战口袋书

Pocket Dermatology
Practical Guide to Ultraviolet Light Therapy

主编 王秀丽 王宏伟

U0287957

人民卫生出版社

图书在版编目（CIP）数据

紫外线皮肤科实战口袋书 / 王秀丽，王宏伟主编
. —北京：人民卫生出版社，2020
ISBN 978-7-117-29562-8

Ⅰ. ①紫… Ⅱ. ①王… ②王… Ⅲ. ①紫外线－应用
－皮肤病－激光疗法－技术培训－教材 Ⅳ. ①R751.05

中国版本图书馆 CIP 数据核字（2020）第 038440 号

| 人卫智网 | www.ipmph.com | 医学教育、学术、考试、健康，购书智慧智能综合服务平台 |
| 人卫官网 | www.pmph.com | 人卫官方资讯发布平台 |

紫外线皮肤科实战口袋书

主　　编：王秀丽　　王宏伟
出版发行：人民卫生出版社（中继线 010-59780011）
地　　址：北京市朝阳区潘家园南里 19 号
邮　　编：100021
E - mail：pmph @ pmph.com
购书热线：010-59787592　010-59787584　010-65264830
印　　刷：三河市潮河印业有限公司
经　　销：新华书店
开　　本：787 × 1092　1/32　印张：5.5
字　　数：138 千字
版　　次：2020 年 5 月第 1 版　2020 年 5 月第 1 版第 1 次印刷
标准书号：ISBN 978-7-117-29562-8
定　　价：98.00 元
打击盗版举报电话：**010-59787491**　E-mail：WQ @ pmph.com
质量问题联系电话：**010-59787234**　E-mail：zhiliang @ pmph.com

内容提要

　　本书基于同济大学附属皮肤病医院、同济大学医学院光医学研究所王秀丽教授和复旦大学附属华东医院王宏伟教授对紫外线治疗皮肤病 30 余年临床应用，结合国际最新研究进展，凝结其难得的临床实战经验和心得体会编著而成。本书立足理念创新、注重临床实战，采用"口袋书"形式，以简洁、清晰、明了的图文，"小而全、全而精"地涵盖紫外线治疗多种皮肤病知识点及临床应用要领，便于临床医师随身携带、快速阅读，能够及时找到临床所需知识及要点。

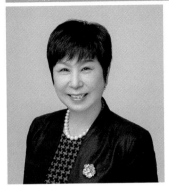

王秀丽

同济大学附属皮肤病医院主任医师，同济大学教授、博士研究生导师，同济大学医学院光医学研究所所长，享受国务院特殊津贴，上海市静安区首批领军人才。复旦大学皮肤性病学博士、德国慕尼黑大学光动力医学博士、德国慕尼黑大学激光研究所和美国哈佛大学麻省总院 Wellman 光医学中心高级访问学者。现任中华医学会皮肤性病学分会光动力治疗研究中心首席专家、中国医师协会皮肤科医师分会常委、中华医学会激光医学分会常委（兼任光动力与肿瘤学组组长）、中华预防医学会皮肤病与性病学预防与控制专业委员会常委、中国康复医学会皮肤病康复专业委员会候任主任委员、上海市医学会激光医学分会主任委员（兼任光动力与弱激光学组组长）、上海市医学会皮肤科专科分会副主任委员（兼任光医学治疗学组组长）、上海市女医师协会皮肤美容美学专业委员会主任委员；国际光动力协会常务理事、欧洲光动力医学协会委员；英国 *Photodiagnosis and Photodynamic Therapy* 杂志、德国 *Photonics and Laser in Medicine* 杂志、美国 *Journal Pigmentary Disorders* 杂志、中华皮肤科杂志、中国皮肤性病学杂志、国际皮肤性病学杂志编委。

国内最早开展皮肤科光动力临床治疗、基础研究和技术推广，涉及光动力治疗皮肤肿瘤、尖锐湿疣、痤疮等难治性皮肤病；率先组建光医学学科；牵头制订《紫外线治疗皮肤病临床应用专家共识》和《氨基酮戊酸光动力疗法临床应用专家共识》，论文被 2016 年美国《痤疮治疗指南》引用。主持国家自然科学基金等科研项目 24 项。发表论文 200 余篇，其中 SCI 100 余篇。

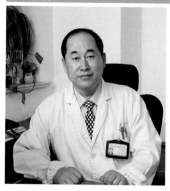

王宏伟

复旦大学附属华东医院皮肤科、上海市老年病研究所老年皮肤病研究室主任，主任医师，复旦大学医学院教授、博士研究生导师，干部保健专家，享受国务院特殊津贴。上海静安最高荣誉"杰出人才"、上海市卫生系统先进个人。曾任上海市皮肤病医院光医学科主任，现任国际光动力协会会员、中华医学会皮肤科分会老年皮肤病研究中心首席专家、中国皮肤病康复专业委员会常委（老年皮肤病首席专家）、中国中西医结合学会皮肤性病学会老年皮肤病学组组长、上海市康复医学会皮肤康复专业委员会主任委员、上海市皮肤健康专业委员会主任委员，中国医药教育协会常务理事、皮肤病专业委员会副主任委员（老年皮肤病临床研究中心组长），中国皮肤科学术联盟副主任委员、上海市中西医结合学会皮肤病学分会副主任委员、上海市中医药学会美容专家委员会主任委员、中华医学会皮肤科分会肿瘤学组委员、中华医学会激光医学分会激光美容委员。中国博士后科学基金、教育部"国家科技奖励"及上海市科技奖评审专家，国务院教育督导委员会评议专家；多种学术杂志编委及审稿人。

主要从事光医学治疗和老年皮肤病的研究，特别是光医学领域的创新性诊断和老年皮肤病治疗方面，主要论文发表于 *Photodiagnosis and Photodynamic Therapy* 杂志，代表著作有《伍德灯皮肤科实用技术图解》《光动力皮肤科实战口袋书》《皮肤病光动力治疗》《老年皮肤病学进展》《老年人皮肤病100问》等，参与制订《紫外线治疗皮肤病临床应用专家共识》《氨基酮戊酸光动力疗法临床应用专家共识》。发表学术论文150篇，其中SCI 40篇；主持国家自然科学基金、上海市自然科学基金等科研项目23项；获上海科技成果5项、科技奖励7项、国家专利4项；复旦大学附属华东医院皮肤科获上海市"工人先锋号"先进集体。

前　言

现代皮肤病已不再仅依靠口服和外用药物治疗，它需要更加安全、有效的新型治疗手段。随着医学发展和科技进步，以及在国家卫生健康委员会、工业和信息化部联合推进先进医疗设备发展应用和技术提升的大背景下，我国医疗设备领域蓬勃发展，不断创新，日新月异，极大地提高了临床诊疗水平，甚至改变以往的诊疗模式。紫外线治疗皮肤病已有百余年历史，是皮肤科常规治疗手段之一。近年来，紫外线治疗理论不断更新，同时涌现许多全新的治疗设备。

然而，紫外线疗法在皮肤科的临床应用，不论是普及程度还是临床效果都远不如人意。紫外线治疗主要集中于各大医院，设备资源和地理位置分布不均导致中心城区以外及边远地区的患者无法接受紫外线治疗；同时，由于紫外线治疗缺少专业书籍和专业相关培训，有相当一部分医生可能只知道字面上的"紫外线光疗"，却不知道或者不熟悉紫外线治疗的适应证及如何选择紫外线治疗设备和照射剂量，这都将直接影响临床疗效，使患者甚至医生误认为是紫外线治疗效果不佳。

我们组织专家和博士团队，结合国际紫外线治疗最新研究进展及团队临床实战经验和心得体会编著《紫外线皮肤科实战口袋书》，希望通过采用"口袋书"形式，从临床实战出发，以简洁、清晰的文字和图表来介绍紫外线治疗皮肤病的知识点及临床应用要领，内容涵盖紫外线治疗必备知识点、实战流程、各病种实战应用以及特殊人群紫外线治疗，也介绍新形势下的家庭光疗。同时，编入临床工作中所必需的患者宣教、知情同意书及紫外线治疗质量控制等内容。口袋书形式便于临床医师随身携带和快速阅读，及时找到临床所需知识及要点，使患者获得最适合的紫外线治疗、最佳的预期疗效。

愿紫外线治疗在皮肤科得到更好的普及与应用。

王秀丽　王宏伟
2019年5月1日于上海

目　录

附录

第一章　紫外线治疗与皮肤科

　　紫外线治疗是指以人造紫外线为光源来治疗皮肤病，已有逾百年的历史，是皮肤科常规治疗手段之一。

- **公元前 1400 年**埃及象形文字记录：古埃及人口服或外用某些草药再晒太阳治疗白癜风。

- **1895 年**丹麦学者芬森（Finsen）用人造紫外线治疗皮肤寻常狼疮大获成功，摘得 1903 年诺贝尔生理学或医学奖，开启现代医学使用紫外线治疗皮肤疾病序幕。

- **1920 年**德国学者戈克曼（Goeckerman）开创标准化戈克曼三联疗法（洗浴 - 外用煤焦油制剂 - 紫外线照射），成为当时银屑病最有效治疗方案，初步建立光化学疗法的雏形。

- **1923 年**奥尔德森（Alderson）描述日光疗法在银屑病治疗中的应用。

- **1947 年**埃及学者从生长在尼罗河畔的植物大阿美（Ammi majus）中提出有效成分 8- 甲氧基补骨脂素（8-methoxypsoralen, 8-MOP），作为一种强光敏剂结合紫外线用于治疗白癜风。

- **1974 年**英国学者帕里什（Parrish）建立光化学疗法（8- 甲氧基补骨脂素 + 长波紫外线照射，psoralen plus ultraviolet A, PUVA）治疗银屑病，获得满意疗效并沿用至今。

- **1980 年**窄谱中波紫外线（narrowband ultraviolet B，NB-UVB）正式应用于临床，使紫外线治疗皮肤病更为普及。目前，NB-UVB 是全球应用最广泛的紫外线治疗银屑病方案。

- **1997 年**匈牙利学者博奈（Bonis）等在 *Lancet* 杂志报道，首次应用 308nm 准分子激光治疗银屑病。

- **1999 年**意大利学者洛蒂（Lotti）等提出应用中波紫外线（ultraviolet B，UVB）"靶向治疗"节段型白癜风皮损。

- **2009 年、2010 年**美国皮肤病医学会（American Academy of Dermatology，AAD）及欧洲皮肤病与性病学会（European Academy of Dermatology and Venereology，EADV）银屑病指南推荐 NB-UVB 作为紫外线治疗银屑病的一线选择。

第二章　必备知识点

第一节　什么是紫外线

紫外线是指波长在 180～400nm 范围内电磁波谱，又分为长波紫外线（ultraviolet A，UVA）、中波紫外线（ultraviolet B，UVB）和短波紫外线（ultraviolet C，UVC）（图 2-1）。

一、紫外线波长

- UVA 波段，波长 >320～400nm，穿透能力较强；
- UVB 波段，波长 >280～320nm，穿透能力中等；
- UVC 波段，波长 180～280nm，穿透能力较弱。

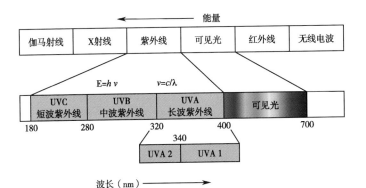

E—光子的能量；h—普朗克常数；v—光的频率；C—波的速度；λ—波长

图2-1　紫外线光谱图

二、太阳光中的紫外线

- 太阳光中的紫外线同样包括 UVA、UVB 和 UVC。
- 太阳光紫外线强度受纬度、海拔、云层、大气颗粒等影响，我们生活环境中，UVA 占 90%～95%、UVB 占 5%～10%，UVC 几乎全部被臭氧层吸收。
- 到达皮肤表面的 UVA 和 UVB 作用深度分别可达真皮和表皮（图 2-2）。
- 个人接受太阳光紫外线照射的剂量，取决于户外活动时间、是否使用防紫外线衣服和防晒霜等措施。

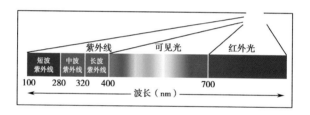

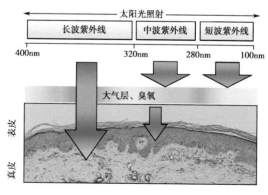

图2-2　太阳光紫外线穿透大气层到达皮肤

三、人造紫外线

出于医学诊疗需求，科学家发明了紫外线灯（图2-3），以发出特定波段、功率能量可控的紫外线。本书所讲的紫外线治疗，便是建立在人造紫外线基础上的光学治疗。

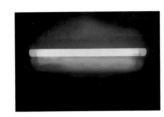

图2-3 人造紫外灯

四、紫外线对皮肤的主要生理影响
（一）紫外线对皮肤的穿透深度

- UVA 可穿透深至真皮及皮下组织浅层。
- UVB 大部分被表皮吸收，少部分到达真皮。
- UVC（人造紫外线）几乎全部被表皮吸收（图2-4）。

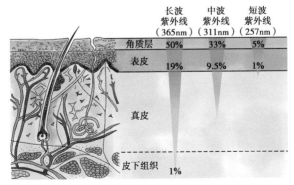

图2-4 人造紫外线皮肤穿透深度

（二）紫外线对皮肤病理生理作用

- 紫外线可上调黑色素生成，促进黑色素在表皮中积聚。
- 紫外线可促进表皮角质形成细胞分裂，导致表皮厚度增加。
- 紫外线可引起免疫耐受或免疫抑制。
- 紫外线可促进 7-脱氢胆固醇转化为维生素 D_3，进而生成维生素 D。
- 紫外线可诱导皮肤中血管活性和神经活性介质级联释放，导致炎症反应。
- 高强度紫外线超过阈值损伤反应，可直接诱导角质形成细胞凋亡。
- UVA 可产生活性氧（reactive oxygen，ROS），间接损伤细胞 DNA。
- UVB 可直接作用于 DNA，形成特定光产物，进而引起突变或肿瘤。

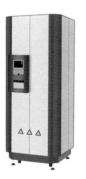

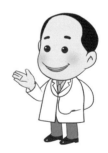

第二节　紫外线治疗分类

紫外线治疗是利用一定波长的紫外线（图 2-5），在一定光剂量、照射时间和治疗方案指导下，用以治疗皮肤疾病的一种物理方法。

目前皮肤科临床常用的紫外线治疗有：

- 窄谱 UVB（NB-UVB，311nm）治疗；
- 宽谱 UVB（BB-UVB，>280～320nm）治疗；
- 308 nm 准分子（激）光治疗；
- UVA1（>340～400nm）治疗；
- PUVA 治疗；
- 中长波紫外线（ultraviolet A and B，UVAB）治疗（>280～400nm）。

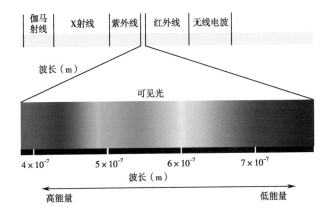

各种常用紫外线治疗设备

根据皮损分布范围和部位，有相应的全仓紫外线治疗仪和局部紫外线治疗仪（图 2-5）。

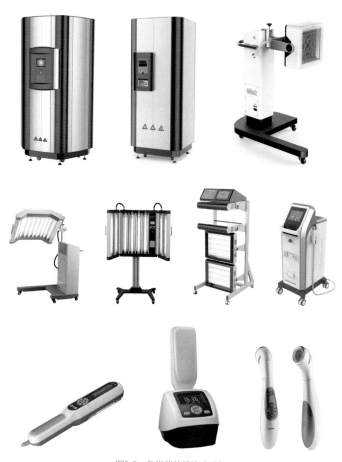

图2-5　各类紫外线治疗设备

各类紫外线治疗特点

NB-UVB 治疗

- 目前使用最普遍的紫外线治疗方法。
- 大多数情况下，疗效优于 BB-UVB。
- 不良反应小，较少产生红斑、水疱，致癌性低。
- 对银屑病、白癜风、特应性皮炎、多形性日光疹、嗜酸性脓疱性毛囊炎、副银屑病（斑块型）、蕈样肉芽肿（红斑期）、慢性荨麻疹、局限性硬皮病、扁平苔藓、玫瑰糠疹、慢性苔藓样糠疹、淋巴瘤样丘疹病等疾病疗效显著。
- NB-UVB 与皮肤癌的发生无显著相关性，长期安全性好。

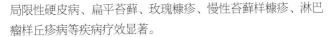

BB-UVB 治疗

- 一种较早使用的紫外线治疗方法。
- NB-UVB 问世前，BB-UVB 主要用于银屑病治疗。
- 目前，在治疗皮肤瘙痒症、副银屑病（慢性苔藓样糠疹、急性痘疮样苔藓样糠疹）上具有独特优势。

308nm 准分子（激）光治疗

- 适用于治疗局限性寻常型银屑病和白癜风。
- 靶向性好、疗效佳、疗程短、不良反应少。
- 缺点：光斑小、治疗成本高。

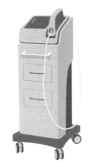

UVA1 治疗

- 可深入到真皮网状层。
- 可作用于皮肤深部的成纤维细胞、树突细胞和炎性细胞，如 T 淋巴细胞、肥大细胞和粒细胞。
- UVA1 治疗分为低剂量（10～20J/cm^2）、中剂量（>20～70J/cm^2）和高剂量（>70～130J/cm^2）。
- 滤除易致红斑 UVA2 波段，无 PUVA 治疗的补骨脂素光毒副反应。

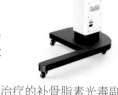

PUVA 治疗

- 治疗前口服 8- 甲氧基补骨脂素（8-methoxypsoralen，8-MOP）和 5- 甲氧基补骨脂素（5-methoxypsoralen，5-MOP）以增强 UV 疗效。
- 对白癜风、掌跖脓疱病、斑块型副银屑病、皮肤 T 细胞淋巴瘤、淋巴瘤样丘疹病、扁平苔藓、肥大细胞增生症都具有良好疗效。
- 补骨脂素具有光毒性，PUVA 治疗后需防晒避光。
- 口服途径给药有胃肠道不良反应。

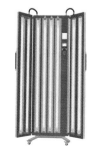

UVAB 治疗

- UVA 与 BB-UVB 的联合治疗。
- 治疗特应性皮炎疗效优于单用 UVA 或 BB-UVB。
- 有效性和安全性较差，目前并不常用。

第三节 紫外线治疗机制

紫外线治疗主要机制如图 2-6 所示。

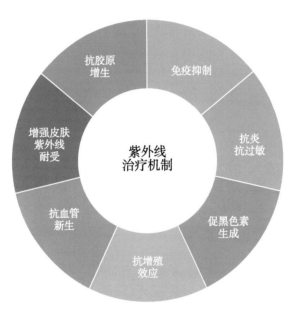

图2-6 紫外线治疗主要机制

一、免疫抑制

- 诱导朗格汉斯细胞凋亡或坏死，下调表皮朗格汉斯细胞数量。
- 降低朗格汉斯细胞抗原摄取、处理、递呈和迁移能力。
- 下调朗格汉斯细胞表达细胞间黏附分子 1。
- 诱导皮肤 T 细胞凋亡。
- 使真皮甚至血循环中 NK 细胞数目和功能下降。
- 使表皮中反式尿刊酸转化为顺式尿刊酸，进而通过抑制中性粒细胞活性等途径抑制免疫。
- 是治疗银屑病、白癜风、皮肤 T 细胞淋巴瘤等皮肤病的主要机制。

二、抗炎抗过敏

- 诱导肥大细胞凋亡，抑制肥大细胞脱颗粒及组胺的释放。
- 抑制 T 细胞诱导的迟发型超敏反应（治疗接触性皮炎）。
- 上调白介素 IL-1 受体拮抗剂，调节过度炎症反应。
- 是治疗炎症性、过敏瘙痒性皮肤病的主要机制。

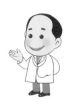

三、促进黑色素生成

- 上调黑色素生成，促进黑色素在表皮中积聚。
- 300～400nm 波段 UV 作用最明显。
- 是治疗白癜风等色素减退或脱失皮肤病的主要机制。

四、抗增殖效应

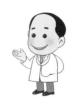

- UVB 可直接作用于 DNA，抑制 DNA 合成。
- UVB 上调 *p53* 基因表达，抑制角质形成细胞增殖。
- 补骨脂素在 UVA 作用下，与角质形成细胞 DNA 螺旋链上的胸腺嘧啶发生光化学反应，形成光化合物，抑制 DNA 合成及细胞增殖。
- 是治疗银屑病等表皮增生性疾病的主要机制。

五、抗血管新生

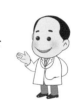

- UVA 体外照射能降低血管内皮生长因子（vascular endothelial growth factor，VEGF）的表达。
- PUVA 治疗后促血管生成素及其受体下调。
- PUVA 治疗银屑病，可使毛细血管袢缩短。
- 是治疗银屑病的重要机制之一。

六、增强皮肤紫外线耐受

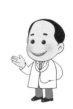

- 促进角质层增厚、黑色素增多，提高机体对紫外线耐受。
- 是治疗多形日光疹等光敏性疾病的机制之一。

七、抗胶原增生

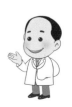

- 抑制前胶原合成。
- 促进成纤维细胞分泌基质金属蛋白酶，降解胶原蛋白。
- 是治疗硬皮病的主要机制。

第四节 最小红斑量测定方法

紫外线治疗前，有条件的医院需针对具体患者进行最小红斑量（minimal erythema dose，MED）测定。

1. 患者需连续 2d 到光疗中心就诊。

2. 试验区首选臀部等遮光部位。

3. 其他部位用多层衣物遮盖或使用防光剂。

4. 使用专用多孔光试验装置测定 MED。

5. 照射各孔大小一致，并至少 1cm^2。

6. 各孔的位置用记号笔或其他方式做标记。

7. 各孔的照射剂量按照皮肤类型确定（表 2-1、表 2-2）：

表 2-1　NB-UVB 最小红斑量测定照射剂量

单位[1]：MJ/cm^2

皮肤类型 I ～ III	皮肤类型 IV ～ VI
A. 400	A. 800
B. 600	B. 1 000
C. 800	C. 1 200
D. 1 000	D. 1 400
E. 1 200	E. 1 600
F. 1 400	F. 1 800

---

[1]　MJ/cm^2=0.001J/cm^2

表 2-2 BB-UVB 最小红斑量测定照射剂量

单位：MJ/cm^2

皮肤类型 I ~ III	皮肤类型 IV ~ VI
A. 20	A. 60
B. 30	B. 70
C. 40	C. 80
D. 50	D. 90
E. 60	E. 100
F. 80	F. 120

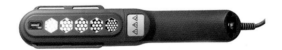

8. MED 测定过程中，患者需佩戴 UV 护目镜。

9. 最佳测定装置的所有孔可同时开始照射，然后根据照射剂量逐一关闭。

10. 完成照射后，拿掉测定装置，再次确定各孔标记及各孔实际照射剂量。

11. 测定后 24h，试验部位需避免任何人工和自然 UV 光源照射。

12. 24h 后，患者返回光疗中心。

13. 按照标记，确定接受不同照射剂量的各试验孔。

14. 阳性反应为各孔标记范围内可察觉的红斑（图 2-7）。

15. 如果试验部位出现严重红斑或水疱，可外用皮质激素处理。

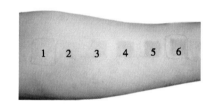

图2-7 紫外线最小红斑量测定

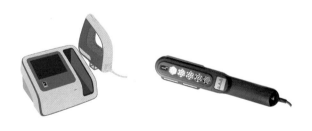

第五节　诱发光敏反应的药物与用品

银屑病常用药物

维 A 酸类药物

抗组胺药物

赛庚啶

苯海拉明

抗生素药物

地美环素

多西环素

灰黄霉素

美他环素

米诺环素

萘啶酸

土霉素

磺胺类药物

四环素

抗肿瘤药物

达卡巴嗪

氟尿嘧啶

甲氨蝶呤

盐酸丙卡巴肼

长春碱

抗抑郁药物

盐酸阿米替林

阿莫沙平

盐酸地昔帕明

多虑平

盐酸丙米嗪

异卡波肼

盐酸去甲替林

曲米帕明

抗精神病药物

氯丙嗪

盐酸氟奋乃静

氟哌啶醇

奋乃静

哌西他嗪

丙氯拉嗪

盐酸异丙嗪

硫利哒嗪

替奥噻吨

盐酸三氟拉嗪

盐酸三氟丙嗪

降糖药物

醋磺己脲

氯磺丙脲

格列吡嗪

格列本脲

妥拉磺脲

甲苯磺丁脲

利尿剂

盐酸阿米洛利

呋塞米

噻嗪类利尿剂

美托拉宗

非甾体类抗炎药

酮洛芬

萘普生

保泰松

吡罗昔康

舒林酸

抗寄生虫药物

硫氯酚

奎宁

其他	苯佐卡因	荷包牡丹碱
盐酸胺碘酮	卡托普利	
香柠檬油	卡马西平	

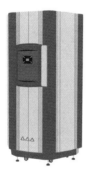

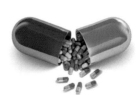

第三章　实战流程

第一节　适应证与禁忌证

一、适应证（表3-1）

表 3-1　紫外线治疗皮肤疾病适应证

推荐适应证	推荐指数	推荐适应证	推荐指数
银屑病	★★★★★	多形日光疹	★★★★
白癜风	★★★★★	局限性硬皮病	★★★★
特应性皮炎	★★★★★	扁平苔藓	★★★
红斑期蕈样肉芽肿	★★★★	移植物抗宿主病	★★★★
瘙痒症	★★★★	嗜酸性脓疱性毛囊炎	★★★
玫瑰糠疹	★★★★	肥大细胞增生症	★★★★
副银屑病	★★★★	结节性痒疹	★★★★
淋巴瘤样丘疹病	★★★	神经性皮炎	★★★★
环状肉芽肿	★★★		

注：此推荐指数基于目前临床经验及研究结果，仅供参考。

二、绝对禁忌证（表3-2）

表 3-2　紫外线治疗皮肤疾病绝对禁忌证

绝对禁忌证	绝对禁忌证
着色性干皮病	发育不良痣综合征
系统性红斑狼疮	布卢姆综合征（Bloom syndrome）
皮肌炎	科凯恩综合征（Cockayne syndrome）
恶性黑色素瘤	戈林综合征（Gorlin syndrome）

三、相对禁忌证（表3-3）

表 3-3　紫外线治疗皮肤疾病相对禁忌证

相对禁忌证	相对禁忌证
近期接触光敏物质	癌前期皮损
卟啉病	免疫抑制状态
皮肤癌史	砷或离子-射线接触史
活动性肺结核	白内障

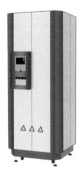
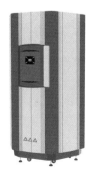

第二节　医生谈话和患者知情

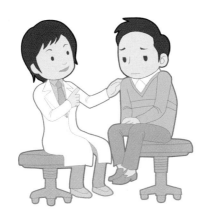

　　全面了解患者病史，包括患者一般情况、合并慢性病史、既往治疗情况及过敏史等。准确理解患者及家属的治疗诉求和对疗效的期望值，通过医患沟通，达成一致、合理的治疗预期。消除患者及家属对疾病的恐惧心理，嘱患者以积极乐观的心态对待疾病并配合治疗。同时告知紫外线治疗仅是治疗皮肤病手段之一，有其优势与劣势，让患者了解紫外线治疗并充分享有知情权。

充分告知内容
- 患者疾病的诊断与性质。
- 采用紫外线治疗的原因及治疗的疗程、预后及随访情况。
- 介绍紫外线治疗的优越性和局限性。
- 紫外线治疗过程中可能出现的副反应、不良反应，以及应对措施。

- 治疗次数、治疗费用及社会医疗保险情况。
- 由于个体的差异性和疾病的复杂性，一些意外事件无法预知和判断。
- 任何疾病的治疗都无法许诺完全治愈、绝对不复发。
- 任何治疗方法都有局限性，可能需要替代疗法和综合治疗方案。

　　充分告知患者有关紫外线治疗的利与弊，给予患者足够时间慎重考虑。患者同意治疗并愿意承担由此产生的治疗风险和费用，并签署知情同意书后方可进行治疗。

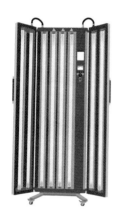

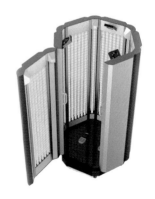

第三节 治疗过程

- 根据适应证、绝对禁忌证、相对禁忌证及患者自身情况，决定是否采取紫外线治疗。
- 了解患者病史及基本情况后，制订紫外线治疗方案，与患者充分沟通后签署知情同意书。
- 做好应对潜在不良反应的处理预案。
- 对患者进行紫外线治疗基础教育培训，评估患者有能力遵守并配合完成紫外线治疗后方可进行治疗。
- 根据具体治疗方案进行紫外线治疗。
- 注意对眼部、生殖器等特殊部位的保护。
- 治疗完毕，嘱患者避免日光照射等注意事项。
- 再次治疗时需询问患者前晚皮肤红斑和刺痛等情况并做记录。
- 根据治疗反应和治疗进展，调整治疗方案。
- 根据病情及疗效，决定巩固治疗、维持治疗、终止治疗方案。

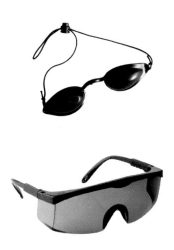

第四节　治疗记录

在紫外线治疗过程中，治疗方案需要随着治疗进展、治疗反应及时调整，方能获得最佳疗效，治疗记录尤为重要。

- 患者资料需齐全，包括患者姓名、性别、年龄、诊断、症状体征、治疗服药史、UV 暴露史、（光）过敏史、慢性病合并症等。
- 治疗前对疾病严重程度、有无禁忌证做好评估记录。
- 记录治疗日期、照射剂量、增加剂量、间隔时间、联合治疗方案。
- 记录治疗后副反应、不良反应及疗效观察。重点描述最初皮肤状况与照光后红斑分级、位置、持续时间及不适感（轻度、中度、重度）。
- 记录前次治疗副反应和不良反应的处理与恢复情况。
- 记录医师查看病情、调整治疗方案情况。
- 记录治疗后疾病严重程度及后续治疗方案。

第五节　不良反应及其处理

紫外线治疗过程或治疗以后，患者可能会出现不同程度的不良反应，治疗前医生需与患者进行沟通并给予及时处理。

【急性光毒性反应】包括皮肤干燥、瘙痒、灼痛、红斑、红肿、水疱（图3-1）。

预防与处理：
- 根据红斑及疼痛程度暂停或降低照射剂量。
- 复核患者是否同时服用光敏性药物或食物。
- 嘱咐患者治疗后避免额外日光照射。
- 若眼部保护不当、出现角膜灼伤，第一时间眼科就诊。
- 皮肤干燥、瘙痒可给予润肤剂或止痒药缓解。
- 灼痛、红斑、红肿、水疱可给予湿敷并酌情外用糖皮质激素和非甾体抗炎药物。

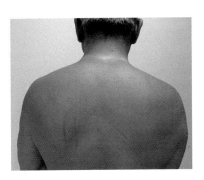

图3-1　急性光毒性反应

【补骨脂素反应】口服 PUVA 治疗，口服补骨脂素后可出现恶心、呕吐等症状。

预防与处理：

- 8-MOP 消化道症状较 5-MOP 明显，必要时可予 5-MOP 替换 8-MOP。
- 恶心、呕吐明显者可用食物伴随补骨脂素一起服用，或将补骨脂素剂量分两次间隔 15min 口服。
- 由于食物会影响补骨脂素吸收，每次伴随补骨脂素进食的食物种类、数量需保持一致。

【远期不良反应】包括皮肤光老化（皮肤干燥、萎缩、色素加深、皱纹增多）、雀斑样痣、纵向黑甲、日光性角化病、鳞状细胞癌、基底细胞癌、白内障等。

预防与处理：

- 主要继发于 PUVA 治疗超过 200 次，患者发生远期不良反应风险增大，需控制数量或间断治疗。
- 定期体检，早发现、早治疗。

【其他】

- 激活单纯疱疹病毒感染，可口服阿昔洛韦片予以预防或治疗。

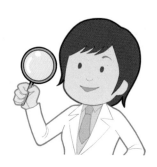

第四章　实战应用

第一节　银屑病

【概述】

- 银屑病是一种遗传与环境共同作用诱发和免疫介导的慢性、复发性、炎症性、系统性疾病。
- 典型临床表现为鳞屑性红斑或斑块，局限或广泛分布（图4-1），无传染性，治疗困难，常罹患终身。

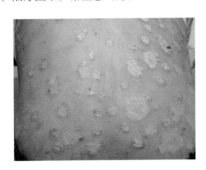

图4-1　银屑病

【发病机制】

- 与细胞免疫，尤其与 T 细胞密切相关。
- 异常的 T 细胞功能导致表皮角质形成细胞过度增生。

【常规治疗】

- 外用糖皮质激素、维生素 D_3 类似物、地蒽酚、钙调磷酸酶抑制剂等。
- 维 A 酸类、甲氨蝶呤、环孢素 A、生物制剂等系统应用。

【紫外线治疗】

- 紫外线治疗是银屑病一线治疗方法，主要通过诱导银屑病皮损中 T 细胞凋亡，从而抑制被过度激活的机体免疫，促进皮损消退。

- 主要包括 BB-UVB（>280～320nm）、NB-UVB（311±2nm）、PUVA（口服、药浴和局部）等治疗。

- 紫外线治疗银屑病，NB-UVB 疗效优于 BB-UVB，略弱于 PUVA。但 NB-UVB 安全性高、使用便捷，是目前临床最常用的紫外线治疗。

- 皮损面积小于全身体表面积 5% 时，建议局部紫外线治疗。

- 皮损面积大于全身体表面积 5% 时，建议全身紫外线治疗。

紫外线治疗前准备工作及注意事项

- 给所有紫外线治疗患者进行宣教。

- 治疗前，了解患者一般情况及用药情况，签署知情同意书。

- 嘱患者治疗前（当天）温水泡澡 30min 左右，去除皮损鳞屑。

- 全身照射时，由于受累皮损和正常皮肤均接受紫外线照射，需做好防护。使用紫外线防护设备遮盖眼部、生殖器等特殊部位，避免受到紫外线照射；未受累的面颈部、乳头等敏感部位可外涂防晒霜防护；局部照射时，亦强调眼睛防护，避免角膜损伤。

- 较厚皮损可考虑外涂薄薄一层矿物油或凡士林，以促进紫外线透皮。避免皮损表面涂抹其他化学物质或药物，尤其是水杨酸或较厚白色保湿霜，阻碍紫外线照射，影响治疗效果。

- 每周测定、记录一次紫外线治疗设备紫外线照射强度（MW/cm^2）[1]，做好质控。

---

[1] MW/cm^2 = 0.01W/m^2

一、宽谱UVB治疗银屑病

（一）依照最小红斑量制订照光剂量

1. 测定患者 BB-UVB 最小红斑量（minimal erythema dose，MED）：可选择腹部，使用 MED 测定器，记录照射 24h 后产生肉眼可见红斑所需的剂量，即为 MED。

2. 依据患者 MED 值，确定起始照射剂量（MJ/cm²）: UVB 初始剂量 = 50% MED，如果患者 MED 超过 MED 测定时设定的范围，则初始剂量为设定最高剂量的 50%。

3. 根据所需照射剂量，计算照射时间：

> 时间（s）= 照射剂量（能量密度，MJ/cm²）÷ 照射强度（功率密度，MW/cm²）

4. 在紫外线治疗设备控制面板和安全计时器上设定照射剂量或时间，安全计时器交给患者带入紫外线治疗仪中或由操作者作为参考。

5. 嘱患者脱去大部分衣服，生殖器和乳头等关键部位予以内衣裤遮盖局部；佩戴 UV 护目镜；打开风扇，让患者站在全仓紫外线治疗仪中央。

6. 告知患者紫外线治疗仪的门没有上锁，当治疗结束、灯熄灭或治疗中出现皮肤烧灼感、刺痛等不适时，患者应自行开门走出。

7. 准备工作结束，启动紫外线治疗仪，开始治疗。

治疗周期及照光剂量调整

- 每周 3～5 次。
- 若前后两次治疗间隔时间维持在 3d 内，皮肤无红斑，则可按照下表（表 4-1）所示进行剂量递增：

表 4-1　剂量递增方案

治疗阶段	增加剂量
第 1～10 次	增加 25%MED
第 11～20 次	增加 10%MED
第 21～X 次	每次由医生查看患者后决定

- 最大照光剂量一般不超过 6MED，增至此剂量后不再增加剂量。
- 若前次治疗后皮肤微红，则维持原剂量继续治疗。
- 若前次治疗后皮肤红斑明显，则需查看患者，调整照射剂量。
- 若治疗中断，则再次治疗时，前后两次治疗间隔时间超过 3d，可参照表 4-2 调整剂量：

表 4-2　间隔时间超过 3d 的剂量调整方案

中断间隔时间	继续照射剂量设定
4～7d	维持原剂量
1～2 周	减少原剂量的 50%
2～3 周	减少原剂量的 75%
3～4 周	重新开始

治疗终止

- 皮损消退后，可立即停止照光。
- 通常 4 周治疗后，皮损会有明显改善，6 周可清除大部分皮损。BB-UVB 治疗银屑病单次疗程建议在 20～25 次。
- 皮损复发后，重新给予每周 3 次以上的 UVB 紫外线治疗或采用其他治疗方法与紫外线治疗交替进行，以减少不良反应。

（二）依照皮肤类型制订照光方案

1. 按照菲茨帕特里克（Fitzpatrick）皮肤分型（表 4-3）进行皮肤分类。

表 4-3 Fitzpatrick 皮肤分型

皮肤类型	日晒红斑	日晒黑化	未曝光区肤色
I	极易发生	从不发生	白色
II	容易发生	轻微晒黑	白色
III	有时发生	有些晒黑	白色
IV	很少发生	中度晒黑	白色
V	罕见发生	呈深棕色	棕色
VI	从不发生	呈黑色	黑色

2. 依据患者皮肤类型，确定初始照射剂量和每次增加照射剂量（表 4-4）：

表 4-4　剂量递增方案　　　　　单位：MJ/cm²

皮肤类型	初始照射剂量	后续每次增加照射剂量	最大照射剂量
Ⅰ型	20	5	50
Ⅱ型	25	10	100
Ⅲ型	30	15	150
Ⅳ型	40	20	200
Ⅴ型	50	25	250
Ⅵ型	60	30	300

3. 根据所需照射剂量计算照射时间：

时间（s）= 照射剂量（能量密度，MJ/cm²）÷ 照射强度（功率密度，MW/cm²）

4. 在紫外线治疗设备控制面板和安全计时器上设定照射剂量或时间，安全计时器交给患者带入紫外线治疗仪中或由操作者作为参考。

5. 嘱患者脱去大部分衣物，男性外生殖器和女性乳头等部位分别以内裤、内衣遮盖，并佩戴 UV 护目镜。

6. 打开风扇，嘱患者站在全仓紫外线治疗仪中央。

7. 告知患者紫外线治疗仪的门没有上锁，当治疗结束灯熄灭或治疗中出现皮肤烧灼感、刺痛等不适时，患者应自行开门走出。

8. 准备工作结束，启动紫外线治疗仪，开始治疗。

治疗周期及照光剂量调整

- 每周 3～5 次。
- 若前后两次治疗间隔时间维持在 3d 内，皮肤无红斑，可按照表 4-4 所示进行剂量递增，至最大照射剂量后停止增加。
- 若前次治疗后皮肤微红，则维持原剂量继续治疗。
- 若前次治疗后皮肤红斑明显，则需查看患者，重新调整照射剂量。
- 若治疗中断，则再次治疗时，前后两次治疗间隔时间超过 3d，可参照表 4-5 调整剂量。

表 4-5　间隔时间超过 3d 的剂量调整方案

中断间隔时间	继续照射剂量设定
4～7d	维持原剂量
1～2 周	减少原剂量的 50%
2～3 周	减少原剂量的 75%
3～4 周	重新开始

治疗终止

- 参考"（一）依照最小红斑量制订照光剂量"。

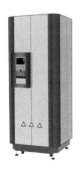
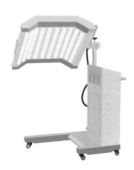

二、窄谱UVB治疗银屑病

- UVB 治疗银屑病，主要有效波段在 308~312nm 范围内。
- NB-UVB（311±2nm）治疗银屑病有效波段较 BB-UVB（280~320nm）更纯，疗效更佳，接近 PUVA 疗效，且减少了无效波段所造成的红斑反应。
- 安全性好，未发现与皮肤癌发生相关。
- 目前，临床应用最为普及。

（一）依照最小红斑量制订照光剂量

1. 理想的 NB-UVB 治疗方案应进行 MED 测定。
2. 依据患者 MED 确定起始照射剂量（MJ/cm²）：UVB 初始剂量 = 50% MED；如果患者 MED 超过 MED 测定时设定的范围，则初始剂量为设定最高剂量的 50%。
3. 根据所需照射剂量计算照射时间：

时间（s）= 照射剂量（能量密度，MJ/cm²）÷ 照射强度（功率密度，MW/cm²）

4. 在紫外线治疗设备控制面板和安全计时器上设定照射剂量或时间，安全计时器交给患者带入紫外线治疗仪中或由操作者作为参考。
5. 嘱患者脱去大部分衣物，男性外生殖器和女性乳头等部位分别以内裤、内衣遮盖，并佩戴 UV 护目镜；打开风扇，让患者站在全仓紫外线治疗仪中央。
6. 告知患者紫外线治疗仪的门没有上锁，当治疗结束灯熄灭或治疗中出现皮肤烧灼感、刺痛等不适时，患者应自行开门走出。
7. 准备工作结束，启动紫外线治疗仪，开始治疗。

治疗周期及照光剂量调整

- 治疗周期：每周 3 次。
- 若前后两次治疗间隔时间维持在 3d 内，皮肤无红斑，则可按照表 4-6 所示进行剂量递增。

表 4-6　剂量递增方案

治疗阶段	增加剂量
第 1～20 次	增加 10%MED
第 21～X 次	每次由医生查看患者后决定

- 最大照光剂量一般不超过 6MED，增至此剂量后，不再增加剂量。
- 若前次治疗后皮肤微红，则维持原剂量继续治疗。
- 若前次治疗后皮肤红斑明显，则需查看患者，调整照射剂量。
- 若治疗中断，则再次治疗时，前后两次治疗间隔时间超过 3d，可参照表 4-7 调整剂量：

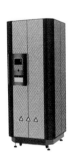 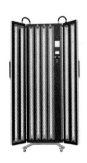 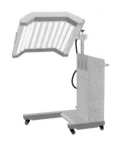

表 4-7　间隔时间超过 3d 的剂量调整方案

中断间隔时间	继续照射剂量设定
4~7d	维持原剂量
1~2 周	减少原剂量的 25%
2~3 周	减少原剂量的 50% 或重新开始
3~4 周	重新开始

治疗终止

- 皮损消退后，可立即停止照光。
- NB-UVB 治疗银屑病单次疗程建议在 30~35 次。
- 皮损复发后，再重新给予每周 3 次的 NB-UVB 治疗或者联合其他治疗方法交替进行，以减少不良反应。
- 为巩固治疗效果亦可在治疗终止前进行维持治疗。

维持治疗

- 大于 80% 银屑病皮损基本消退后，可继续采用 NB-UVB 维持治疗。
- 维持治疗方案：第 1 个月，每周 2 次；第 2 个月，每周 1 次；第 3 个月及以后，每 2 周 1 次。维持剂量视患者接受照射后的反应和耐受情况在原剂量基础上减少 15%~25%。
- 维持治疗时间根据患者病情、不良反应、经济情况等综合考虑决定。
- 必要时可采取更长时间的维持治疗，尤其是在冬天或北方地区。

（二）依照皮肤类型制订照光剂量

1. 依据患者皮肤类型确定初始照射剂量、每次增加剂量与单次最大剂量（表 4-8）。

表 4-8　剂量递增方案　　　　　单位：MJ/cm²

皮肤类型	初始照射剂量	后续每次增加照射剂量	最大照射剂量
Ⅰ 型	130	15	2 000
Ⅱ 型	220	25	2 000
Ⅲ 型	260	40	3 000
Ⅳ 型	330	45	3 000
Ⅴ 型	350	60	5 000
Ⅵ 型	400	65	5 000

2. 根据所需照射剂量计算照射时间：

> 时间（s）= 照射剂量（能量密度，MJ/cm²）÷ 照射强度（功率密度，MW/cm²）

3. 在紫外线治疗设备控制面板和安全计时器上设定照射剂量或时间，安全计时器交给患者带入紫外线治疗仪中或由操作者作为参考；嘱患者脱去大部分衣物，男性外生殖器和女性乳头等部位分别以内裤、内衣遮盖，并佩戴 UV 护目镜；打开风扇，嘱患者站在全仓紫外线治疗仪中央。

4. 告知患者紫外线治疗仪的门没有上锁，当治疗结束灯熄灭或治疗中出现皮肤烧灼感、刺痛等不适时，患者应自行开门走出。

5. 准备工作结束，启动紫外线治疗仪，开始治疗。

治疗周期及照光剂量调整

- 治疗周期：每周 3 次。
- 若前后两次治疗间隔时间维持在 3d 内，皮肤无红斑，则可按照表 4-8 所示进行剂量递增，至最大照射剂量后停止增加。
- 若前次治疗后皮肤微红，则维持原剂量继续治疗。
- 若前次治疗后皮肤红斑明显，则需查看患者，调整照射剂量。
- 若治疗中断，则再次治疗时，前后两次治疗间隔时间超过 3d，可参照表 4-9 调整剂量。

表 4-9　间隔时间超过 3d 的剂量调整方案

中断间隔时间	继续照射剂量设定
4~7d	维持原剂量
1~2 周	减少原剂量的 25%
2~3 周	减少原剂量的 50% 或重新开始
3~4 周	重新开始

治疗终止

- 皮损消退后，可立即停止照光。
- 达到最大单次照光剂量后，不再增加剂量。
- 为巩固治疗效果，可在治疗终止前进行维持治疗。
- 其余参考 NB-UVB 治疗银屑病 "（一）依照最小红斑量制订照光剂量"。

维持治疗

- 大于 80% 银屑病皮损基本消退后，可继续采用 NB-UVB 维持
  治疗。
- 维持治疗方案：第 1 个月，每周 2 次；第 2 个月，每周 1 次；
  第 3 个月及以后，每 2 周 1 次。维持剂量视患者接受照射后的
  反应和耐受情况在原剂量基础上减少 15%～25%。
- 维持治疗时间根据患者病情、不良反应、经济情况等综合考虑
  决定。
- 必要时可采取更长时间的维持治疗，尤其是在冬天或北方地区。

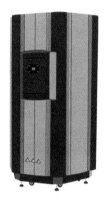
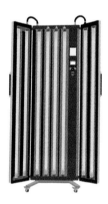

三、PUVA治疗银屑病

- 光化学疗法是应用光敏剂结合紫外线照射引起的光化学反应来治疗疾病。目前应用最广的 PUVA 是光敏剂补骨脂素（psoralen）加长波紫外线（UVA，320～400nm) 照射。
- PUVA 可减缓银屑病表皮细胞的增殖速度。
- 作用于表皮角质形成细胞和朗格汉斯细胞，且穿透更深，可作用于真皮树突状细胞、成纤维细胞、内皮细胞、肥大细胞及其他炎症细胞。
- 形成补骨脂素 DNA 交联，阻止碱基配对、DNA 复制，产生的活性氧损伤免疫细胞的细胞膜和线粒体膜，引起免疫细胞死亡。
- PUVA 是目前认为最有效治疗银屑病的紫外线疗法，有效率高达 85%，即便不采取维持治疗，缓解期仍长达数月甚至数年。
- PUVA 被推荐用于中重度银屑病，对点滴型银屑病亦有效果。
- PUVA 不推荐用于儿童或年轻人，仅当其他治疗方法无效或副作用明显时方可酌情考虑应用于年轻人。
- PUVA 根据补骨脂素的给药方式不同，分为口服 PUVA 疗法和局部 PUVA 疗法。
- 口服 PUVA 疗法治疗银屑病较为常用，口服甲氧基补骨脂素（甲氧沙林）有 8-MOP 和 5-MOP，以 8-MOP 较为常用。如口服 8-MOP 消化道副作用明显时，可考虑 5-MOP 替换。
- 局部 PUVA 疗法又分为涂抹和浸泡两种形式：①涂抹。把补骨脂素配制在乳膏或溶液里，涂抹皮损局部。②浸泡。把受累的区域浸泡在补骨脂素溶液中。
- 局部 PUVA 疗法可避免口服 PUVA 疗法所出现的恶心、胃部不适等消化道症状，但发生局部照光部位灼伤的概率增高；局部 PUVA 可用于局部顽固性、肥厚性皮损。

（一）口服 PUVA 治疗银屑病

1. 紫外线照射前 75～120min 服用 8-MOP 或 5-MOP，治疗银屑病推荐 8-MOP 口服剂量为 0.3～0.6mg/kg，最大剂量不超过 40mg；5-MOP 口服剂量为 0.6～1.2mg/kg，最大剂量不超过 80mg。

2. 依据患者皮肤类型确定初始照射剂量、每次增加剂量与单次最大剂量（表 4-10）。

表 4-10　剂量递增方案　　　　单位：J/cm^2

皮肤类型	初始照射剂量	后续每次增加照射剂量	最大照射剂量
Ⅰ型	0.5	0.5	8
Ⅱ型	1.0	0.5	8
Ⅲ型	1.5	1.0	12
Ⅳ型	2.0	1.0	12
Ⅴ型	2.5	2.0	20
Ⅵ型	3.0	2.0	20

3. 根据所需照射剂量计算照射时间：

时间（s）= 照射剂量（能量密度，MJ/cm^2）÷ 照射强度（功率密度，MW/cm^2）

4. 在紫外线治疗设备控制面板和安全计时器上设定照射剂量或时间，安全计时器交给患者带入紫外线治疗仪中或由操作者作为参考。

5. 嘱患者脱去大部分衣物，男性外生殖器和女性乳头等部位分别以内裤、内衣遮盖，并佩戴 UV 护目镜；打开风扇，嘱患者站在全仓紫外线治疗仪中央。

6. 告知患者紫外线治疗仪的门没有上锁，当治疗结束灯熄灭或治疗中出现皮肤烧灼感、刺痛等不适时，患者应自行开门走出。

7. 准备工作结束，启动紫外线治疗仪，开始治疗。

8. 治疗后嘱咐患者当天避免过度日晒。

治疗周期及照光剂量调整

- 每周 2～3 次。

- 两次治疗至少间隔 48h，以便观察皮肤反应。

- 若前后两次治疗间隔时间维持在 3d 内，皮肤无红斑，则可按照上表所示进行剂量递增，至最大照射剂量后停止增加。

- 若前次治疗后皮肤微红，则维持原剂量继续治疗。

- 若前次治疗后皮肤红斑明显，则需暂停 PUVA 治疗直至红斑缓解，重新调整照射剂量。

- 若治疗中断，则再次治疗时，前后两次治疗间隔时间超过 3d，可参照表 4-11 调整剂量。

表 4-11 间隔时间超过 3d 的剂量调整方案

中断间隔时间	继续照射剂量设定
4～7d	维持原剂量
1～2 周	减少原剂量的 25%
2～3 周	减少原剂量的 50% 或重新开始
3～4 周	重新开始

治疗终止

- 皮损消退后，可立即停止照光。
- 通常经过 18～24 次治疗后，可清除大部分皮损，可缓解症状长达 3～6 个月。
- 皮损复发后，再重新给予每周 3 次的 PUVA 紫外线治疗或采用其他治疗方法与紫外线治疗交替进行，以减少不良反应。
- 口服 PUVA 是否需要维持治疗，目前尚有争议。根据具体病情，可酌情考虑每月 1～2 次 PUVA 维持治疗。
- 终身口服 PUVA 治疗银屑病，次数建议不超过 150 次。
- PUVA 治疗前及治疗期间，每 6 个月做一次血常规、生化指标及眼科检查。

（二）水浴 PUVA 治疗银屑病

水浴 PUVA 疗法是将全身浸泡在含有 8-MOP 或三甲氧补骨脂素（trimethylpsoralen，TMP）的水浴液里，经一定时间后再行 UVA 照射。水浴 PUVA 疗法需要配有浴缸的独立沐浴室，铺设防滑瓷砖，做好防滑措施。

1. 将 1%8-MOP 37.5ml 加入浴缸 100L 温水中，配得 3.75mg/L 的 8-MOP 水浴液进行水浴 PUVA 治疗。
2. 亦可使用 0.33mg/L TMP 水浴液 100L 进行水浴 PUVA 治疗。8-MOP 和 TMP 浓度可根据患者反应适当调整。
3. 将患者整个身体浸入浴缸中，仰卧位浸泡 10min，俯卧位浸泡 10min。
4. 浸泡时轻轻搅动水浴液，促进药物充分吸收，但要避免水浴液溅落到无皮损的面部或眼睛里。
5. 总计浸泡 20min，轻轻拍干皮肤后，立即进行全身 UVA 照射。

6. 依据患者皮肤类型确定初始照射剂量、每次增加剂量与单次最大剂量（表 4-12）。

表 4-12 剂量递增方案　　　　　单位：J/cm²

皮肤类型	水浴 PUVA 初始照射剂量	后续每次增加照射剂量	最大照射剂量
Ⅰ型	0.5	0.5	8
Ⅱ型	1.0	0.5	8
Ⅲ型	1.5	1.0	12
Ⅳ型	2.0	1.0	12
Ⅴ型	2.5	2.0	20
Ⅵ型	3.0	2.0	20

7. 根据所需照射剂量计算照射时间：

时间（s）= 照射剂量（能量密度，MJ/cm²）÷ 照射强度（功率密度，MW/cm²）

8. 在紫外线治疗设备控制面板和安全计时器上设定照射剂量或时间，安全计时器交给患者带入紫外线治疗仪中或由操作者作为参考。

9. 嘱患者脱去大部分衣物，男性外生殖器和女性乳头等部位分别以内裤、内衣遮盖，并佩戴 UV 护目镜；打开风扇，嘱患者站在全仓紫外线治疗仪中央；准备工作结束，启动紫外线治疗仪，开始治疗。

10. 告知患者紫外线治疗仪的门没有上锁，当治疗结束灯熄灭或治疗中出现皮肤烧灼感、刺痛等不适时，患者应自行开门走出。

11. UVA 治疗结束后，患者应仔细冲洗身体，避免皮肤表面残留药物。

12. 嘱患者当天应避免过度日晒。

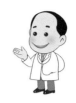

治疗周期及照光剂量调整

- 每周 3 次。
- 两次治疗至少间隔 48h，以便观察皮肤反应。
- 若前后两次治疗间隔时间维持在 3d 内，皮肤无红斑，则可按照表 4-12 所示进行剂量递增，至最大照射剂量后停止增加。
- 若前次治疗后皮肤微红，则维持原剂量继续治疗。
- 若前次治疗后皮肤红斑明显，则暂停 PUVA 治疗直至红斑缓解，重新调整照射剂量。
- 若治疗中断，则再次治疗时，前后两次治疗间隔时间超过 3d，可参照口服 PUVA 疗法治疗银屑病表 4-11 调整剂量。

治疗终止

- 皮损消退后，可立即停止照光。
- 治疗效果通常出现在 12～15 次治疗后，30 次治疗后效果较为明显。单疗程治疗次数，建议在 30～40 次。
- 皮损复发后，再重新给予每周 3 次的 PUVA 紫外线治疗或者采用其他治疗方法与紫外线治疗交替进行，以减少不良反应。
- 终身水浴 PUVA 治疗银屑病，次数建议不超过 200 次。
- 水浴 PUVA，可根据具体病情，酌情考虑每月 1～2 次维持治疗。
- PUVA 治疗前及治疗期间，每 6 个月做一次血常规、生化指标及眼科检查。

（三）局部浸泡 PUVA 治疗银屑病

局部浸泡 PUVA 是将局部皮损浸泡在含有 8-MOP 或 TMP 的水浴液里，经一定时间后再行 UVA 照射，主要用于治疗手足部位受累的银屑病皮损。

1. 配制 2L 左右 3.75mg/L 的 8-MOP 浸泡液或 0.33mg/L TMP 浸泡液。
2. 将手足部位受累皮损浸泡在上述补骨脂素溶液中 20min，浸泡过程可搅动补骨脂素溶液使其浓度均匀。
3. 浸泡完成后，用毛巾将皮肤擦干，无皮损的腕部皮肤可予多层棉布包裹，以避免不必要的 UVA 照射。
4. 30min 后，给予局部 UVA 照射，所有皮肤类型的 UVA 初始剂量均为 1J/cm²。
5. 用以下公式计算治疗所需时间：

时间（s）= 照射剂量（能量密度，MJ/cm²）÷
照射强度（功率密度，MW/cm²）

6. 准备工作结束，启动紫外线治疗仪，开始治疗。
7. UVA 治疗后，患者应仔细冲洗，避免皮肤表面残留药物。
8. 嘱患者当天应避免过度日晒。

治疗周期及照光剂量调整

- 每周 3 次。
- 每次增加剂量 0.5J/cm²，单次最大照射剂量一般不超过 12J/cm²。
- 其余同水浴 PUVA 疗法治疗银屑病。

治疗终止

- 皮损消退后，可立即停止照光。
- 亦可根据病情需要，给予每月 1～2 次维持治疗后再停止照光。
- 其余同水浴 PUVA 疗法治疗银屑病。

（四）外涂 PUVA 治疗银屑病

外涂 PUVA 疗法是将含有 8-MOP 的乳膏外涂于局部皮损，经过一定时间后，再行 UVA 照射。

- 将 1%8-MOP 溶液（甲氧沙林溶液）与基质乳膏混合，配制成 0.1% 8-MOP 乳膏。
- 将 0.1% 8-MOP 乳膏局部外涂于银屑病斑块。
- 涂药 30min 后，给予 UVA 照射。所有皮肤类型的患者初始照射剂量均为 0.5 J/cm^2。
- 用以下公式计算治疗所需时间：

> 时间（s）= 照射剂量（能量密度，MJ/cm^2）÷ 照射强度（功率密度，MW/cm^2）

- 准备工作结束，启动紫外线治疗仪，开始治疗。
- UVA 治疗结束后，患者应仔细冲洗、去除 8-MOP 软膏，避免药物残留在皮肤表面。
- 治疗后，嘱患者当天避免过度日晒。

治疗周期及照光剂量调整

- 每周 3 次。
- 每次增加剂量 0.25J/cm^2，单次最大照射剂量一般不超过 5J/cm^2。
- 其余同水浴 PUVA 疗法治疗银屑病。

治疗终止

- 皮损消退后，可立即停止照光。
- 亦可根据病情需要，给予每月 1～2 次的维持治疗后再停止照光。
- 同水浴 PUVA 疗法治疗银屑病。

四、紫外线联合其他方法治疗银屑病

　　紫外线治疗亦可与局部外用维生素 D 类似物或维 A 酸类药物，口服甲氨蝶呤、环孢素、维 A 酸类药物等联合应用于银屑病治疗，以提高疗效，减少各自所需剂量，降低其不良反应。

- UVB 治疗与维 A 酸类药物联合较为常用。
- 紫外线治疗与局部外用维 A 酸类药物（如他扎罗汀）合用时，应适当降低紫外线照射剂量。
- 由于紫外线照射可降解维生素 D 类似物，因此与钙泊三醇等维生素 D 类似物乳膏联合应用时，应避免在照光前涂抹维生素 D 类似物乳膏。
- 局部外用糖皮质激素是治疗银屑病常用方法，但 UVB 与局部外用糖皮质激素联合应用，尚未证实可提高疗效。
- PUVA 应避免与环孢素联合使用，避免增加皮肤癌的发生风险。

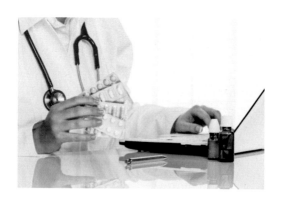

UVB 联合口服阿维 A 治疗

- BB-UVB 和 NB-UVB 均可联合口服阿维 A 治疗银屑病。
- UVB 紫外线治疗前 2 周开始服用阿维 A，推荐剂量：25mg/d（体重≥70kg 者）或 10mg/d（体重 <70kg 者）。
- 医生应向患者介绍阿维 A 治疗银屑病疗效以及可能出现的不良反应。
- 治疗过程中，医生应根据临床具体情况，对阿维 A 剂量进行调整。

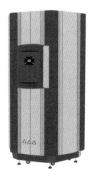

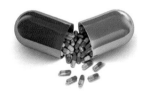

1. 依据患者皮肤类型确定初始照射剂量和每次增加剂量，最初剂量在 UVB 单独治疗剂量基础上下调 25% 左右（表 4-13）。

表 4-13　联合治疗初始剂量

皮肤类型	BB-UVB 联合阿维 A 初始照射剂量	NB-UVB 联合阿维 A 初始照射剂量
I 型	$20MJ/cm^2 \times 75\%$	$130MJ/cm^2 \times 75\%$
II 型	$25MJ/cm^2 \times 75\%$	$220MJ/cm^2 \times 75\%$
III 型	$30MJ/cm^2 \times 75\%$	$260MJ/cm^2 \times 75\%$
IV 型	$40MJ/cm^2 \times 75\%$	$330MJ/cm^2 \times 75\%$
V 型	$50MJ/cm^2 \times 75\%$	$350MJ/cm^2 \times 75\%$
VI 型	$60MJ/cm^2 \times 75\%$	$400MJ/cm^2 \times 75\%$

2. 其余治疗方案同 UVB 单独治疗。

治疗周期及照光剂量调整

· 参照 BB-UVB 或 NB-UVB 单独治疗。

治疗终止

· UVB 治疗停止后，可酌情继续口服阿维 A 维持治疗。

· 其余参照 BB-UVB 或 NB-UVB 单独治疗。

五、针对重度泛发性银屑病的紫外线强化方案

（一）戈克曼方案

- 戈克曼（Goeckerman）于 1925 年首次提出此方案。
- 主要用于重度泛发性或难治性银屑病的治疗，亦可用于结节性痒疹、慢性湿疹的治疗。
- 在 UVB 照射后，给予外涂粗制煤焦油，疗效远优于单用煤焦油或紫外线治疗，且无明显系统性不良反应。
- 该方案尤其适合住院患者。

戈克曼方案治疗步骤

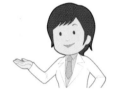

1. 向患者宣教，介绍戈克曼方案及治疗过程。
2. 按照常规 BB-UVB 或 NB-UVB 治疗方案对患者进行紫外线治疗，但治疗频率为一周 5~7d。
3. 完成 UVB 治疗后，护理人员对患者除腋窝、腹股沟等皮肤皱褶以外部位，由颈部向下顺序为患者外涂粗制煤焦油。
4. 煤焦油起始浓度为 2%，治疗一周后可增加至 5%；若有治疗部位在头皮，可考虑给予 20% 液态碳还原剂洗剂外涂头皮。
5. 外涂煤焦油后，立即用保鲜膜、塑料手套或塑料连体衣等对涂药部位进行封包，每天至少 4h，通常封包时间为每天 6h。
6. 煤焦油封包结束后，用含有矿物油或肥皂的水溶液洗去煤焦油。
7. 有条件的患者，夜间可用含 20% 液态碳还原剂软膏和洗剂涂于患处并保留过夜。

每日评估

- 每天对患者的治疗反应进行评估。
- 若出现烧灼感，则提示患者可能对紫外线照射敏感。
- 若出现瘙痒，则提出患者可能因煤焦油封包出现刺激性皮炎。
- 若出现中度烧灼感和皮肤红斑，则应降低照光剂量或暂停当天照光。
- 若有明显刺痛或大量皮肤红斑，则可外涂激素乳膏，3～14d缓解后再行治疗。
- 若身体不同部位对紫外线照射后的皮肤反应程度不一，则可降低紫外线全身照射强度。在无明显皮肤反应、耐受良好的部位再给予局部加强照射。

治疗周期及照光剂量调整

- 每周5～7次，可每天连续进行，但需每日评估反应。

治疗终止

- 皮损消退后，可立即停止照光。
- 亦可根据病情，选择局部外涂糖皮质激素乳膏继续治疗，或采用NB-UVB照射进行维持治疗。
- 若采用UVB维持治疗，推荐戈克曼方案治疗结束后第1个月每周3次的UVB治疗；第2个月每周2次；第2个月每周1次，逐渐终止UVB治疗。

（二）英格拉姆方案

- 英格拉姆（Ingram）于1953年首次提出此方案。
- 传统经典的英格拉姆方案：每天给予UVB照射，照射前煤焦油洗浴10min，照射后再用0.125%～2%地蒽酚（又名蒽林）

软膏外用 24h。

- 地蒽酚可促进活性氧产生，从而干扰 DNA 合成，抑制与细胞增殖和炎症反应相关的细胞分裂，提高 UVB 治疗效果。
- 相比戈克曼方案，无煤焦油封包，患者接受度高。

改良英格拉姆方案

1. 向患者宣教，介绍英格拉姆方案及治疗过程。
2. UVB 照射前一晚 20~22 点热水浴后外涂地蒽酚软膏，保留过夜。

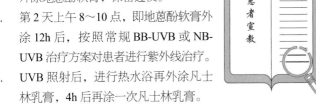

3. 第 2 天上午 8~10 点，即地蒽酚软膏外涂 12h 后，按照常规 BB-UVB 或 NB-UVB 治疗方案对患者进行紫外线治疗。
4. UVB 照射后，进行热水浴再外涂凡士林乳膏，4h 后再涂一次凡士林乳膏。
5. 当晚 20~22 点继续热水浴后外涂地蒽酚软膏，保留过夜，第 3 天继续 UVB 照射，治疗频率为一周 5d。
6. 由于地蒽酚软膏具有刺激性，涂药时需戴手套，仅涂于皮损局部，避开正常皮肤，亦要避开面部、皮肤皱褶部位、外生殖器或外伤部位皮肤。
7. 地蒽酚软膏应从低浓度 0.1% 起用，逐渐增加药物浓度；无皮肤刺激可每 5d 增加一次浓度，经 0.25%、0.5%、1.0%，直至达最高浓度 2%。
8. 地蒽酚软膏和凡士林在 UVB 休息日按照上述方案照常使用。

治疗周期及照光剂量调整

- UVB 照射每周 5 次，地蒽酚软膏和凡士林每天连续外涂。

治疗终止

- 同戈克曼方案。

六、局部紫外线治疗银屑病

- 局部紫外线治疗是针对性地、仅对银屑病患者局部皮损进行 UVA 或 UVB 治疗，尤其适用于银屑病皮损面积小于体表面积 5% 者。
- 局部紫外线治疗可提高患者局部皮损疗效，减少治疗次数，避免正常皮肤遭受紫外线损伤，减少不良反应。适用于头皮、手足部位的难治性银屑病皮损。

（一）局部紫外线治疗手足部银屑病

1. 通常使用手足专用型紫外线治疗设备，局部单独照射。
2. 根据需要可选择 UVA、BB-UVB 或 NB-UVB，方案同全身治疗方法。
3. 因腕部、踝部以及手足背容易受 UV 灼伤，以上部位如无银屑病皮损时，应使用防光剂或多层衣物、棉布加以遮挡保护。

治疗周期及照光剂量调整

- 同相应的全身紫外线治疗。

治疗终止

- 同相应的全身紫外线治疗。

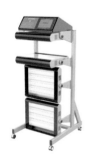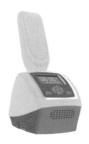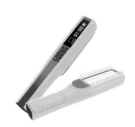

（二）308nm 准分子（激）光治疗银屑病

- 308nm 准分子（激）光是一种相对新型的靶向紫外线治疗技术。
- 使用特殊的准分子激光器或准分子灯发出 308nm 波长的 UVB 光源。
- 通过手持式治疗头近距离紧贴皮损照射。

治疗头优点：

- 皮损周围正常皮肤不会受紫外线损伤。
- 根据皮损部位形态，选择适宜的治疗头。
- 可作用于传统紫外线治疗无法治疗的耳部、龟头等特殊部位及其周围皮损。
- 照射利用率更高，减少照射剂量的累积。

　　基于以上特点，308nm 准分子（激）光主要适用于难治性或斑块状副银屑病，尤其对头皮银屑病疗效更佳。目前尚无大规模 308nm 准分子（激）光治疗方案的循证医学研究，以下 308nm 准分子（激）光靶向治疗银屑病方案供参考。

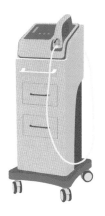
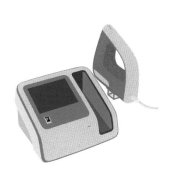

1. 根据银屑病斑块的厚度和硬度，制订初始剂量（表 4-14）。

表 4-14 初始剂量　　　　　　单位：MJ/cm²

依据银屑病斑块浸润程度	皮肤类型 I-Ⅲ	皮肤类型 Ⅳ-Ⅵ
轻度浸润	300	400
中度浸润	500	600
重度浸润	700	900

2. 用以下公式计算治疗所需时间：

> 时间（s）= 照射剂量（能量密度，MJ/cm²）÷
> 照射强度（功率密度，MW/cm²）

3. 准备工作就绪，启动紫外线治疗仪，开始治疗。

治疗周期及照光剂量调整

- 每周治疗 2~3 次。
- 两次治疗间隔 48~72h。
- 根据治疗反应，调整后续照光剂量（表 4-15）。

表 4-15 剂量调整方案

治疗反应	剂量调整
无反应：治疗 24～72h 后没有红斑，无触痛，皮损无改善	增加剂量 25%
轻微反应：治疗 24～72h 后轻微红斑，轻微触痛，皮损无明显改善	增加 15% 照光剂量
中度～良好反应：治疗 24～72h 后中度红斑，中度触痛	维持原剂量
严重反应：显著的红斑和 / 或触痛，不伴有水疱	降低 15%
出现水疱	降低 25%，且避开水疱

治疗终止

• 起效通常需要 10～12 次治疗，皮损消退后可立即停止照光。

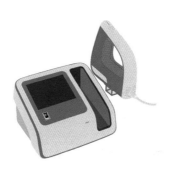

第二节 白癜风

【概述】

- 白癜风是一种常见的色素脱失性皮肤黏膜病，特征是皮肤功能性黑色素细胞消失，黑色素颗粒减少。
- 分为非节段型白癜风、节段型白癜风（图4-2）和混合型白癜风。
- 根据病情是否稳定，分为稳定期和进展期。
- 伍德灯下表现为境界清楚的亮蓝白色斑片，与周围皮肤反差明显，有助明确白癜风的诊断和鉴别诊断。

【发病机制】

- 白癜风确切发病机制目前尚不完全清楚。
- 认为自体免疫尤其是细胞免疫在白癜风发病中发挥关键作用。
- 组织病理下白癜风白斑边缘树突状细胞和T淋巴细胞聚集，活化的T淋巴细胞过度杀伤损伤黑色素细胞，导致功能性黑色素细胞消失。

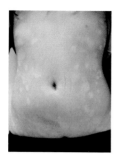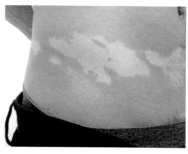

图4-2 非节段型白癜风（左）与节段型白癜风（右）

【常规治疗】

- 进展期白癜风常口服糖皮质激素治疗。
- 稳定期白癜风常局部外涂糖皮质激素、钙调磷酸酶抑制剂或手术移植。

【紫外线治疗】

- 紫外线治疗是成人白癜风的一线治疗方法，可局部照射，亦可全身照射。
- 可促进黑色素细胞增殖、酪氨酸酶合成、黑色素体形成并向角质细胞转运。
- 抑制细胞免疫，可能是紫外线治疗白癜风机制之一。
- 主要适用于稳定期非节段型白癜风、混合型白癜风和进展期节段型白癜风。
- 皮损面积小于全身体表面积 5% 时，建议局部紫外线治疗。
- 皮损面积大于全身体表面积 5% 时，建议全仓紫外线治疗。
- 白癜风患者长疗程（1 年）疗效更好，NB-UVB 优于 PUVA，疗效以面部最佳，其次为颈部、腋下、躯干，手足部及耳郭部较难恢复。

紫外线治疗白癜风准备工作及注意事项

- 治疗前，需了解患者一般情况，对患者白癜风进行分类（非节段型、节段型和混合型），记录患者相关病史、用药情况（表4-16），签署知情同意书。
- 对所有患者进行紫外线治疗宣教。
- 全仓照射时，受累皮损和正常皮肤均接受紫外线照射，需使用紫外线防护设备遮盖保护眼部、生殖器等特殊部位，避免受到紫外线照射。未受累的面颈部、乳头等敏感部可外涂防晒霜加以防护。

- 局部照射时，也需强调对眼睛防护的重要性，避免角膜损伤。
- 告诫患者接受紫外线治疗过程中，应避免额外的日光照射。外出活动时，光暴露部位应使用防晒霜（防晒系数 >15）。
- 白癜风皮损周围皮肤，可能会在多次治疗后出现色素沉着。
- 每周测定、记录一次紫外线治疗设备紫外线照射强度（MW/cm²），做好质控。

表 4-16　白癜风患者紫外线治疗前病史记录

项目	内容
患者情况	姓名、性别、年龄、种族；皮肤类型；发病年龄；心理概况；生活质量评分
皮损记录	发病情况、进展情况、恢复情况，近 6 个月皮损是否稳定；同形反应情况；生殖器受累情况；自然光和伍德灯拍照记录皮损
相关病史	晕痣病史；自身免疫性疾病病史
家族史	头发过早变白家族史；白癜风及其他免疫性疾病家族史
治疗史	既往治疗方法、时期、效果；目前接受的其他治疗方法；其他慢性病或合并症的治疗情况

一、窄谱UVB治疗白癜风

- 目前认为 NB-UVB 较 BB-UVB 治疗白癜风效果更为显著。
- 相比 PUVA，NB-UVB 不良反应更小，色素再生更接近正常皮肤。
- 皮损面积小于全身体表面积 5%，建议采用局部治疗。
- 皮损面积大于全身体表面积 5%，采用全仓 NB-UVB 治疗。
- NB-UVB 尤其局部 NB-UVB 治疗，亦可作为儿童白癜风二线或补充替代治疗方法。

治疗步骤

1. 白癜风皮损处色素脱失，对皮损处进行 MED 测定较为困难，推荐所有白癜风患者采用 **NB-UVB 治疗的起始照射剂量均为 200MJ/cm²**。

2. 若为儿童或面颈部局部靶向治疗时，建议初始剂量降低至 100 MJ/cm²。

3. 根据所需照射剂量计算照射时间：

时间（s）= 照射剂量（能量密度，MJ/cm²）÷ 照射强度（功率密度，MW/cm²）

4. 在紫外线治疗设备控制面板和安全计时器上设定照射剂量或时间，安全计时器交给患者带入紫外线治疗仪中或由操作者作为参考。

5. 嘱患者脱去大部分衣服，生殖器和乳头等关键部位予以内衣裤遮盖局部。佩戴 UV 护目镜；打开风扇，让患者站在全仓紫外线治疗仪中央。

6. 告知患者紫外线治疗仪的门没有上锁，当治疗结束、灯熄灭或治疗中出现皮肤烧灼感、刺痛等不适时，患者应自行开门走出。

7. 准备工作结束，启动紫外线治疗仪，开始治疗。

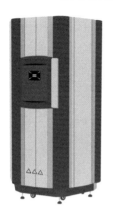 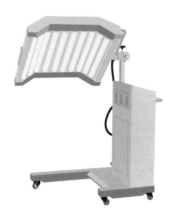

治疗周期及照光剂量调整

- 每周治疗 2～3 次。
- 若前后两次治疗间隔时间维持在 3d 内，则可按照表 4-17 所示的调整剂量。

表 4-17 剂量调整方案

皮肤评估	剂量调整
同一剂量持续 4 次后如未出现红斑或红斑持续时间 <24h	治疗剂量增加 10%～20%
如果红斑持续 24～72h	则维持上次剂量
如果红斑持续超过 72h 或出现水疱	则治疗时间应推后至症状消失，下次治疗剂量减少 20%～50%

- 若治疗中断，则再次治疗时，前后两次治疗间隔时间超过 3d，可参照表 4-18 调整剂量：

表 4-18　间隔时间超过 3d 的剂量调整方案

中断间隔时间	继续照射剂量设定
4～7d	维持原剂量
1～2 周	减少原剂量的 25%
2～3 周	减少原剂量的 50%
3～4 周	重新从 200MJ/cm^2 开始

- 直至单次照射剂量达到 3 000MJ/cm^2（面部皮损建议不超过 1 500MJ/cm^2），此后不再增加剂量，维持此最大剂量照射。

治疗终止

- 若照射 3 个月后，皮损完全无改善，未见新生色素，则停止治疗。
- 若治疗 6 个月后，治疗区域皮损新生色素面积<25%，亦停止治疗。
- 治疗后，皮损改善，通常建议持续常规治疗，最长治疗时间可至 1～2 年。
- 治疗结束后，无须进一步维持治疗，但需定期复诊评估皮损有无复发迹象。

二、308nm准分子（激）光治疗白癜风

- 308nm 准分子（激）光与局部 UVB 治疗类似，具有相同适用范围且疗效相当。
- 适用于皮损面积小于全身体表面积 5% 的患者。
- 主要用于成人或儿童局部非节段型白癜风的治疗（图 4-3）。
- 优点参见 308nm 准分子（激）光治疗银屑病。

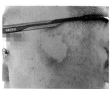 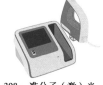 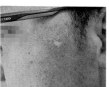

治疗前　　　　308nm准分子（激）光　　　　治疗后

图4-3　面部白癜风

目前尚无大规模关于 308nm 准分子（激）光治疗方案的循证医学研究，以下 308nm 准分子（激）光治疗白癜风方案供参考。

1. 根据白癜风所处部位及脱色程度制订初始剂量（表 4-19）。

表 4-19　初始剂量　　　　单位：MJ/cm²

白癜风部位	初始剂量（完全脱色斑）	初始剂量（部分脱色斑）
面/颈/躯干	100	150
四肢	150	200
手足	200	250

2. 根据所需照射剂量计算照射时间。

时间（s）= 照射剂量（能量密度，MJ/cm²）÷
照射强度（功率密度，MW/cm²）

3. 准备工作就绪，启动紫外线治疗仪，开始治疗。

治疗周期及照光剂量调整

- 每周治疗 2～3 次。
- 两次治疗间隔 48～72h。
- 根据治疗反应调整后续照光剂量（表 4-20）。

表 4-20　剂量调整方案

皮肤评估	剂量调整
上次治疗后无红斑或轻度红斑持续小于 24h	增加 50MJ/cm²
轻度至中度红斑持续 24～48h	维持上次剂量
48～60h 仍有明显红斑	减少 50MJ/cm²
60～72h 仍持续存在的红斑或出现水疱	推迟治疗直到症状缓解，下次剂量减少 100MJ/cm²

- 若治疗中断，则再次治疗时，前后两次治疗间隔时间超过 3d，可参照表 4-21 调整剂量。

表 4-21　间隔时间超过 3d 的剂量调整方案

中断间隔时间	继续照射剂量设定
4～7d	维持原剂量
1～2 周	减少原剂量的 25%
2～3 周	减少原剂量的 50%
3～4 周	重新从 200MJ/cm^2 开始

- 面颈部皮损单次照射剂量，建议不要超过 500MJ/cm^2，此后不再增加剂量、维持此剂量照射。
- 其他部位皮损可根据具体情况，逐渐增加照光剂量。

治疗终止

- 皮损消退后，可立即停止照光。
- 通常治疗周期在 12 周左右，若治疗频率较低或已显现出一定效果，可进一步延长治疗时间，但同一部位治疗，建议不超过 4 个月。

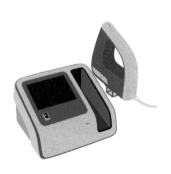

三、PUVA治疗白癜风

- PUVA 与 NB-UVB 均可刺激黑色素细胞增殖并影响皮肤免疫，达到治疗白癜风目的。
- PUVA 治疗白癜风疗效不如 NB-UVB，尤其四肢皮损疗效差，主要适合头面部和躯干白癜风皮损治疗。
- 因为不良反应较大，PUVA 不作为白癜风一线治疗，亦不推荐用于 12 岁以下儿童白癜风患者。
- 更多 PUVA 概念和注意事项参见 PUVA 治疗银屑病。

（一）口服 PUVA 治疗白癜风

1. 紫外线照射前 75～120min 服用 8-MOP 或 5-MOP，治疗白癜风推荐 8-MOP 口服剂量 0.5～0.6mg/kg，5-MOP 口服剂量 0.5～1.0mg/kg。
2. 白癜风患者 UVA 的起始照射剂量为 0.5～1.0J/cm²。
3. 根据所需照射剂量计算照射时间：

> 时间（s）= 照射剂量（能量密度，MJ/cm²）÷ 照射强度（功率密度，MW/cm²）

4. 在紫外线治疗设备控制面板和安全计时器上设定照射剂量或时间，安全计时器交给患者带入紫外线治疗仪中或由操作者作为参考。
5. 嘱患者脱去大部分衣服，生殖器和乳头等关键部位予以内衣裤遮盖局部；佩戴 UV 护目镜；打开风扇，让患者站在全仓紫外线治疗仪中央。
6. 告知患者紫外线治疗仪的门没有上锁，当治疗结束、灯熄灭或治疗中出现皮肤烧灼感、刺痛等不适时，患者应自行开门走出。
7. 准备工作结束，启动紫外线治疗仪，开始治疗。
8. 治疗后，嘱患者当天避免过度日晒。

治疗周期及照光剂量调整

- 每周 2～3 次。
- 两次治疗至少间隔 48h，以便观察皮肤反应。
- 根据治疗反应调整后续照光剂量（表 4-22）。

表 4-22　剂量调整方案

皮肤评估	剂量调整
上次治疗后无红斑	正常增加 0.5J/cm²
轻微红斑、治疗当天红斑消退、无疼痛	维持上次剂量
红斑明显、伴有疼痛或水疱	暂停 PUVA 治疗，直至红斑消退后，减少 0.5J/cm²

- 单次照射剂量一般不超过 5J/cm²，增至此剂量后维持。
- 应避免照光剂量过大，产生明显水疱等严重光毒性反应，诱发同形反应。
- 若治疗中断，再次治疗时，前后两次治疗间隔时间超过 3d，可参照表 4-23 调整剂量。

表 4-23　间隔时间超过 3d 的剂量调整方案

中断间隔时间	继续照射剂量设定
4～7d	维持原剂量
1～2 周	减少原剂量的 50%
2～3 周	减少原剂量的 50% 或重新开始
3～4 周	重新开始

治疗终止

- PUVA 疗效通常在 6 个月后出现，12~24 个月治疗后出现最佳反应，大部分白斑色素恢复后，考虑停止治疗。
- 在治疗 6~24 个月后，疗效无进一步改善时，考虑停止治疗。
- 部分患者色素恢复 1~2 年后皮损复发，可考虑重复治疗。但 PUVA 治疗白癜风终身次数，建议不超过 200 次。
- PUVA 治疗前及治疗期间，每 6 个月做一次血常规、生化指标及眼科检查。

（二）局部浸泡 PUVA 治疗白癜风

- 局部 PUVA 疗法治疗白癜风的优点是 UVA 照射剂量小，治疗范围有限，不良反应少。
- 缺点是易发生水疱、诱发同形反应；综合优缺点，局部 PUVA 治疗白癜风较口服 PUVA 疗法并无优势。
- 建议使用 0.001%（1mg/L）~0.01%（10mg/L）8-MOP 浸泡液，照光前 20~30min 涂于患处，初始照光剂量 0.25J/cm²。

1. 配制 2L 左右 1~10mg/L 的 8-MOP 浸泡液或 0.1~1mg/L TMP 浸泡液。
2. 将皮损累及的手足部浸泡在上述补骨脂素溶液中 15min，浸泡过程中补骨脂素溶液搅动均匀。
3. 浸泡完成后，用毛巾将皮肤擦干。无皮损的腕部可予多层棉布包裹，以避免不必要的 UVA 照射。
4. 30min 后，给予局部 UVA 照射。所有皮肤类型初始剂量均为 0.25J/cm²。
5. 用以下公式计算治疗所需时间：

$$时间（s）= 照射剂量（能量密度，MJ/cm^2）\div 照射强度（功率密度，MW/cm^2）$$

6. 准备工作就绪，启动紫外线治疗仪，开始治疗。

7. UVA 治疗后，患者应仔细冲洗，避免药物残留在皮肤表面。

8. 治疗后，嘱患者当天应避免过度日晒。

治疗周期及照光剂量调整

- 每周 1～2 次。
- 两次治疗至少间隔 48h，以便观察皮肤反应。
- 根据治疗反应，调整后续照光剂量（表 4-24）。

表 4-24　剂量调整方案

皮肤评估	剂量调整
上次治疗后无红斑	正常增加 0.25J/cm²
轻微红斑、治疗当天红斑消退、无疼痛	维持上次剂量
红斑明显、伴有疼痛或水疱	暂停 PUVA 治疗，直至红斑消退后，减少 0.5J/cm²

- 单次照射剂量一般不超过 5J/cm²，增至此剂量后维持。
- 避免照光剂量过大，而产生明显水疱等严重光毒性反应，诱发同形反应。
- 若治疗中断，则再次治疗时，前后两次治疗间隔时间超过 3d，可参照表 4-25 调整剂量。

表 4-25　间隔时间超过 3d 的剂量调整方案

中断间隔时间	继续照射剂量设定
4～7d	维持原剂量
1～2 周	减少原剂量的 50%
2～3 周	减少原剂量的 50% 或重新开始
3～4 周	重新开始

治疗终止

• 同口服 PUVA 疗法治疗白癜风。

（三）外涂 PUVA 治疗白癜风

1. 将 1%8-MOP 溶液（甲氧沙林溶液）与透水性软膏混合，配制成 0.001%（1mg/L）8-MOP 软膏。

2. 将配制成的 0.001% 8～MOP 软膏局部外涂于白癜风患处。

3. 涂药 30min 后，给予 UVA 照射，所有皮肤类型的患者初始照射剂量均为 0.25J/cm²。

4. 用以下公式计算治疗所需时间：

时间（s）= 照射剂量（能量密度，MJ/cm²）÷
照射强度（功率密度，MW/cm²）

5. 准备工作就绪，启动紫外线治疗仪，开始治疗。

6. UVA 治疗后，患者应仔细冲洗、去除 8-MOP 软膏，避免药物残留在皮肤表面。

7. 治疗后，嘱患者当天应避免过度日晒。

治疗周期及照光剂量调整

• 同局部浸泡 PUVA 疗法治疗白癜风。

治疗终止

• 同口服 PUVA 疗法治疗白癜风。

第三节 特应性皮炎

【概述】

- 特应性皮炎（atopic dermatitis，AD）是一种常见的慢性、复发性、炎症性、瘙痒性皮肤疾病。除有特定湿疹临床表现外，本人或家族成员中可见明显"特应性（atopy）"现象。分为四个阶段：婴儿期（年龄≤1 岁）；儿童期（>1~12 岁）；青少年/成人期（年龄>12~60 岁）；老人期（年龄>60 岁）。

【发病机制】

- 发病机制尚未完全明确，认为遗传背景下免疫失衡发挥重要作用。
- 皮肤干燥、屏障受损，定植于皮肤表面菌群比例失调与其他外源性抗原变应原刺激机体免疫。
- 急性期主要为 Th_2 辅助 T 淋巴细胞表达过多，B 细胞产生大量 IgE；慢性期时转为 Th_1 辅助 T 淋巴细胞免疫为主的免疫失调。

【常规治疗】

- 长期规律足量应用保湿润肤剂以恢复皮肤屏障。
- 局部糖皮质激素或钙调磷酸酶抑制剂外用；抗组胺或白三烯抑制剂口服。

【紫外线治疗】

- 目前，紫外线治疗 AD 循证医学证据Ⅱ级，推荐等级 B 级。可作为特应性皮炎二线治疗方法。主要用于药物治疗疗效不理想的轻、中、重度成人特应性皮炎以及重度儿童特应性皮炎。
- 紫外线照射作用于皮肤免疫细胞，诱导浸润的 T 细胞凋亡，抑制树突状细胞抗原递呈功能，调节细胞因子，引起免疫抑制。

- 紫外线照射可诱导角质层增厚，阻止外部抗原侵入，预防皮肤感染；还可直接杀伤定植皮肤表面的金黄色葡萄球菌和马拉色菌，具有抑菌作用。
- 由于 UVB 照射深度仅限于表皮，作用较为表浅，推荐用于 Th_1 辅助 T 淋巴细胞免疫失调为主的慢性 AD 治疗。以 Th_2 辅助 T 淋巴细胞为主要免疫致病因素的急性 AD，则推荐采用 UVA1 治疗。
- UVA 和 UVB 联合及 PUVA 治疗 AD，亦有一定效果。单独 BB-UVB 治疗 AD 疗效不佳，不予推荐。

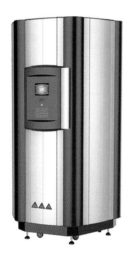
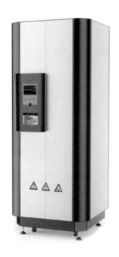

一、窄谱UVB治疗特应性皮炎

- NB-UVB 是治疗慢性 AD 的首选紫外线治疗方法。
- NB-UVB 可抑制肥大细胞脱颗粒及组胺释放，预防紫外线引起血管舒张。

1. 所有 AD 患者 NB-UVB 起始照射剂量按照表 4-26，根据皮肤类型决定（儿童治疗时可适当降低初始剂量）：

表 4-26　初始剂量与递增方案　　单位：MJ/cm^2

皮肤类型	NB-UVB 初始照射剂量	后续每次增加照射剂量	最大照射剂量
Ⅰ型	130	15	2 000
Ⅱ型	220	25	2 000
Ⅲ型	260	40	3 000
Ⅳ型	330	45	3 000
Ⅴ型	350	60	5 000
Ⅵ型	400	65	5 000

2. 根据所需照射剂量计算照射时间：

时间（s）= 照射剂量（能量密度，MJ/cm^2）÷ 照射强度（功率密度，MW/cm^2）

3. 在紫外线治疗设备控制面板和安全计时器上设定照射剂量或时间，安全计时器交给患者带入紫外线治疗仪中或由操作者作为参考。

4. 嘱患者脱去大部分衣服，生殖器和乳头等关键部位予以内衣裤遮盖局部。佩戴 UV 护目镜；打开风扇，让患者站在全仓紫外线治疗仪中央。
5. 告知患者紫外线治疗仪的门没有上锁，当治疗结束、灯熄灭或治疗中出现皮肤烧灼感、刺痛等不适时，患者应自行开门走出。
6. 准备工作结束，启动紫外线治疗仪，开始治疗。

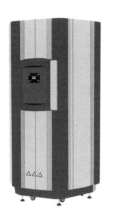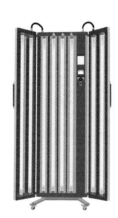

治疗周期及照光剂量调整

• 每周治疗 3 次。
• 若前后两次治疗间隔时间维持在 3d 内，按照表 4-27 所示调整剂量。

表 4-27 剂量调整方案

皮肤评估	剂量调整
上次治疗后无红斑	按照上表正常增加剂量，儿童增加量适当降低
轻微红斑、治疗当天红斑消退、无疼痛	维持上次剂量
中度红斑或伴有疼痛	减少 $25MJ/cm^2$
重度红斑、明显疼痛或水疱	医生查看处理、待红斑消退后，减少 15% 剂量

• 若治疗中断，再次治疗时，前后两次治疗间隔时间超过 3d，可参照表 4-28 调整剂量。

表 4-28 间隔时间超过 3d 的剂量调整方案

中断间隔时间	继续照射剂量设定
4～7d	维持原剂量
1～2 周	减少原剂量的 25%
2～3 周	减少原剂量的 50%
3～4 周	重新开始

• 直至单次照射剂量达到最大照射剂量后，不再增加剂量，维持此最大剂量照射。

治疗终止

- 通常治疗 8 周左右后，病情缓解、皮损明显改善，可终止治疗或进行维持治疗。
- 若 8 周治疗后，无显著疗效，亦停止治疗。

维持治疗

- 皮损明显改善后，可继续采用 NB-UVB 维持治疗（表 4-29）。

表 4-29　维持治疗方案

维持时间	维持治疗频率	照射剂量
4 周	每周 1 次	保持原最高剂量
4 周	每 2 周 1 次	减少原剂量的 25%
视实际情况决定	每 4 周 1 次	最高剂量的 50%

- 维持治疗时间长短，根据患者病情、不良反应及经济情况，综合考虑决定。

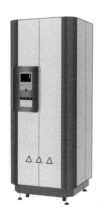 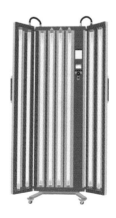

第四章　实战应用

77

二、UVA1治疗特应性皮炎

- UVA（320～400nm）治疗 AD，主要依靠 UVA1（340～400nm）起效。
- 传统 UVA 治疗设备达到足量 UVA1 所需时间较长，目前已逐渐被新型 UVA1 专用设备取代。
- 新型 UVA1 设备可实现高剂量 UVA1 治疗。
- UVA1 与 PUVA 和 UVB 不同，可作用于真皮深层而不会灼伤皮肤。
- 可作用真皮深层 T 淋巴细胞、树突状细胞、成纤维细胞、肥大细胞、粒细胞等，诱导 T 细胞和未成熟肥大细胞等炎性细胞凋亡，抑制皮肤促autoFocus细胞因子表达。
- UVA1 对 AD 效果显著，尤其适合急性发作期 AD 治疗。
- 应慎重应用于年龄小于 18 岁的患者，当其他方法治疗无效时，才可考虑中低剂量 UVA1 照射。

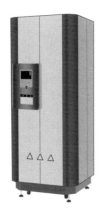
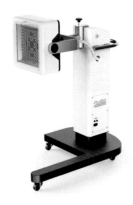

目前，尚无大规模 UVA1 治疗 AD 的循证医学研究，UVA1 治疗 AD 方案供参考，可根据每个患者的个体情况，调整剂量和照射次数。

1. 与其他紫外线治疗所使用增量照射方案不同，UVA1 治疗在整个治疗期间的剂量常保持恒定。

2. 可采用低剂量（>10～20J/cm²），中剂量（>20～70J/cm²）和高剂量（>70～130J/cm²）。通常推荐使用中剂量 40～60J/cm² 治疗 AD。

3. 用以下公式计算治疗所需时间：

时间（s）= 照射剂量（能量密度，MJ/cm²）÷ 照射强度（功率密度，MW/cm²）

4. 准备工作就绪，启动紫外线治疗仪，开始治疗。

治疗周期及治疗终止

- 通常每周 3～5 次 UVA1 治疗。
- 病情常在 15 次后缓解。
- 通常一个疗程治疗 15～30 次，没有特殊情况，建议一个疗程不超过 40 次。
- 高剂量 UVA1 的长期不良反应不确定，建议每个疗程不超过 10～15 次治疗，每年至多两个疗程。
- 年龄小于 18 岁的患者，每年最多 40 次中低剂量 UVA1 治疗。

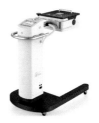
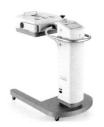

三、UVAB治疗特应性皮炎

- UVAB（280～400nm）治疗 AD 有效性和安全性，均不如 NB～UVB 和 UVA1。
- 由于疗效优于传统 UVA 或 BB-UVB，现仅用于替代治疗。

1. 确定紫外线治疗仪 UVA 和 UVB 输出设备。
2. 依据患者皮肤类型确定初始照射剂量（表 4-30）。

表 4-30　初始剂量　　　　单位：MJ/cm^2

皮肤类型	UVA 剂量	UVB 剂量
Ⅰ型	2 000	10
Ⅱ型	2 000	10
Ⅲ型	4 000	20
Ⅳ型	4 000	20
Ⅴ型	6 000	30
Ⅵ型	6 000	30

3. 根据所需照射剂量计算照射时间：

时间（s）= 照射剂量（能量密度，MJ/cm^2）÷ 照射强度（功率密度，MW/cm^2）

4. 在紫外线治疗设备控制面板和安全计时器上设定照射剂量或时间，安全计时器交给患者带入紫外线治疗仪中或由操作者作为参考。
5. 嘱患者脱去大部分衣服，生殖器和乳头等关键部位予以内衣裤遮盖局部。佩戴 UV 护目镜；打开风扇，让患者站在全仓紫外线治疗仪中央。

6. 告知患者紫外线治疗仪的门没有上锁，当治疗结束、灯熄灭或治疗中出现皮肤烧灼感、刺痛等不适时，患者应自行开门走出。

7. 准备工作就绪，启动紫外线治疗仪，开始治疗。

治疗周期及照光剂量调整

- 治疗周期：每周 3 次。
- 若前后两次治疗间隔时间维持在 3d 内，皮肤无红斑，则可按照表 4-31 所示进行剂量递增。

表 4-31 剂量递增方案

皮肤类型	UVB 后续每次增加照射剂量 / MJ·(cm²)⁻¹	UVA 后续每次增加照射剂量 / J·(cm²)⁻¹	UVB 最大照射剂量 / MJ·(cm²)⁻¹	UVA 最大照射剂量 / J·(cm²)⁻¹
Ⅰ型	5	1	50	10
Ⅱ型	5	1	50	10
Ⅲ型	10	1	100	20
Ⅳ型	10	1	100	20
Ⅴ型	20	1	200	40
Ⅵ型	20	1	200	40

- 若前次治疗后皮肤微红，则维持原剂量继续治疗。
- 若前次治疗后皮肤红斑明显，则建议查看患者，重新调整维持或降低 UVB 照射剂量。
- 增至单次最大照射剂量后，停止增加，维持此剂量继续治疗。

- 若治疗中断，则再次治疗时，前后两次治疗间隔时间超过 3d，可参照下表（表 4-32）调整剂量。

表 4-32 间隔时间超过 3d 的剂量调整方案

中断间隔时间	继续照射剂量设定
4~7d	维持原剂量
1~2 周	减少原剂量的 50%
2~3 周	减少原剂量的 75% 或重新开始
3~4 周	重新开始

治疗终止

- 通常治疗 6 周后，病情缓解、皮损明显改善，可考虑终止治疗。
- 若 8 周治疗后无显著疗效，亦停止治疗。

四、口服PUVA治疗特应性皮炎

1. 紫外线照射前75～120min服用8-MOP，推荐口服剂量0.5～0.6mg/kg，最大不超过40mg。
2. 依据患者皮肤类型，确定初始照射剂量、每次增加剂量与单次最大剂量（表4-33）。

表4-33 初始剂量与递增方案 单位：J/cm²

皮肤类型	口服PUVA初始照射剂量	后续每次增加照射剂量	最大照射剂量
Ⅰ型	0.5	0.5	8
Ⅱ型	1.0	0.5	8
Ⅲ型	2.0	1.0	12
Ⅳ型	2.0	1.0	12
Ⅴ型	2.5	1.5	20
Ⅵ型	3.0	1.5	20

3. 根据所需照射剂量计算照射时间：

时间（s）= 照射剂量（能量密度，MJ/cm²）÷ 照射强度（功率密度，MW/cm²）

4. 在紫外线治疗设备控制面板和安全计时器上设定照射剂量或时间，安全计时器交给患者带入紫外线治疗仪中或由操作者作为参考。
5. 嘱患者脱去大部分衣服，生殖器和乳头等关键部位予以内衣裤遮盖局部；佩戴UV护目镜；打开风扇，让患者站在全仓紫外线治疗仪中央。

6. 告知患者紫外线治疗仪的门没有上锁，当治疗结束、灯熄灭或治疗中出现皮肤烧灼感、刺痛等不适时，患者应自行开门走出。
7. 准备工作就绪，启动紫外线治疗仪，开始治疗。
8. 治疗后，嘱患者当天避免过度日晒。

治疗周期及照光剂量调整

- 每周 2~3 次。
- 两次治疗至少间隔 48h，以便观察皮肤反应。
- 若前后两次治疗间隔时间维持在 3d 内，皮肤无红斑，则可按照上表所示进行剂量递增，至最大照射剂量后停止增加。
- 若前次治疗后皮肤微红，则维持原剂量继续治疗。
- 若前次治疗后皮肤红斑明显，则建议查看患者，暂停 PUVA 治疗直至红斑缓解，重新调整维持或降低 UVA 照射剂量。
- 若治疗中断，则再次治疗时，前后两次治疗间隔时间超过 3d，可参照表 4-34 调整剂量。

表 4-34 间隔时间超过 3d 的剂量调整方案

中断间隔时间	继续照射剂量设定
4~7d	维持原剂量
1~2 周	减少原剂量的 25%
2~3 周	减少原剂量的 50% 或重新开始
3~4 周	重新开始

治疗终止

- 皮损消退后，可立即停止照光。
- PUVA 不宜长期应用，建议一个疗程总治疗次数不超过 25 次。
- 终身 PUVA 治疗次数，建议不超过 150 次。
- PUVA 治疗前及治疗期间，每 6 个月做一次血常规、生化指标及眼科检查。

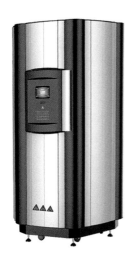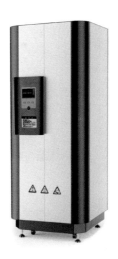

五、水浴、局部浸泡或外涂PUVA治疗特应性皮炎

- 治疗方案可参考银屑病治疗。
- 8-MOP 用量较银屑病治疗稍低。
- 水浴或局部浸泡 PUVA，建议使用 0.000 5%（0.5mg/L）～0.001%（1mg/L）8-MOP。
- 外涂 PUVA 治疗，建议使用 0.000 6%（0.6mg/L）8-MOP 软膏。

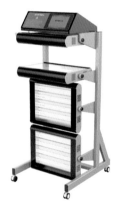
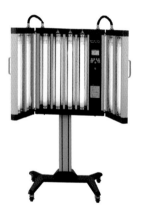

第四节 皮肤瘙痒症

【概述】

- 皮肤瘙痒症是常见的皮肤病，临床上以皮肤瘙痒为主要症状，无原发性皮肤损害，每天或几乎每天瘙痒症状持续 6 周以上。
- 常继发于皮肤干燥、尿毒症、阻塞性肝胆疾病、血液疾病、副肿瘤综合征、甲状腺功能异常、精神紧张等系统性疾病。

【发病机制】

- 瘙痒机制尚不完全清楚，与多种介质介导、诸多信号通路共同参与有关。
- 认为由组胺和非组胺类介质分别激活不同的神经元导致。
- 可能与钙磷代谢异常、皮肤中肥大细胞增多有关。

【紫外线治疗】

- BB-UVB 和 NB-UVB 治疗尿毒症性皮肤瘙痒症均有疗效，其中 BB-UVB 疗效较为理想。
- 紫外线治疗可诱导尿毒症患者皮肤中增多的肥大细胞凋亡，降低皮肤中升高的磷含量。
- 对于皮肤干燥等其他原因所导致的皮肤瘙痒症，BB-UVB 和 NB-UVB 亦有一定疗效。

一、宽谱UVB治疗皮肤瘙痒症

1. 依据患者皮肤类型，确定初始照射剂量和每次增加照射剂量
    （表4-35）。

表 4-35　初始剂量与递增方案　　单位：MJ/cm²

皮肤类型	BB-UVB 初始照射剂量	后续每次增加照射剂量	最大照射剂量
Ⅰ型	10	5	50
Ⅱ型	10	5	50
Ⅲ型	20	10	100
Ⅳ型	20	10	100
Ⅴ型	30	20	200
Ⅵ型	30	20	200

2. 根据所需照射剂量计算照射时间：

时间（s）= 照射剂量（能量密度，MJ/cm²）÷
照射强度（功率密度，MW/cm²）

3. 在紫外线治疗设备控制面板和安全计时器上设定照射剂量或
    时间，安全计时器交给患者带入紫外线治疗仪中或由操作者
    作为参考。

4. 嘱患者脱去大部分衣服，生殖器和乳头等关键部位予以内衣
    裤遮盖局部；佩戴 UV 护目镜；打开风扇，让患者站在全仓
    紫外线治疗仪中央。

5. 告知患者紫外线治疗仪的门没有上锁，当治疗结束、灯熄灭或治疗中出现皮肤烧灼感、刺痛等不适时，患者应自行开门走出。
6. 准备工作就绪，启动紫外线治疗仪，开始治疗。

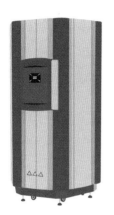
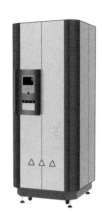

治疗周期及照光剂量调整

- 每周 3 次。
- 通常治疗 6~8 周，瘙痒可缓解。
- 若前后两次治疗间隔时间维持在 3d 内，皮肤无红斑，则可按照上表所示进行剂量递增，至最大照射剂量后停止增加。
- 若前次治疗后皮肤微红，则维持原剂量继续治疗。
- 若前次治疗后皮肤红斑明显，则建议查看患者，重新调整维持或降低 UVB 照射剂量。

- 若治疗中断，则再次治疗时，前后两次治疗间隔时间超过 3d，可参照表 4-36 调整剂量。

表 4-36　间隔时间超过 3d 的剂量调整方案

中断间隔时间	继续照射剂量设定
4～7d	维持原剂量
1～2 周	减少原剂量的 25%
2～3 周	减少原剂量的 75%
3～4 周	重新开始

治疗终止

- 通常治疗 4 周后，症状可改善，瘙痒缓解后可立即停止治疗。
- 治疗 8 周后，症状无改善亦停止治疗。

二、窄谱UVB治疗皮肤瘙痒症

1. 起始照射剂量，按照下表（表 4-37）根据皮肤类型决定（儿童应适当降低初始剂量）。

表 4-37　初始剂量与递增方案　单位：MJ/cm^2

皮肤类型	NB-UVB 初始照射剂量	后续每次增加照射剂量	最大照射剂量
Ⅰ型	150	15	2 000
Ⅱ型	150	25	2 000
Ⅲ型	250	40	3 000
Ⅳ型	250	45	3 000
Ⅴ型	400	60	5 000
Ⅵ型	400	65	5 000

2. 根据所需照射剂量计算照射时间：

时间（s）= 照射剂量（能量密度，MJ/cm^2）÷ 照射强度（功率密度，MW/cm^2）

3. 在紫外线治疗设备控制面板和安全计时器上设定照射剂量或时间，安全计时器交给患者带入紫外线治疗仪中或由操作者作为参考。

4. 嘱患者脱去大部分衣服，生殖器和乳头等关键部位予以内衣裤遮盖局部；佩戴 UV 护目镜；打开风扇，让患者站在全仓紫外线治疗仪中央。

5. 告知患者紫外线治疗仪的门没有上锁，当治疗结束、灯熄灭或治疗中出现皮肤烧灼感、刺痛等不适时，患者应自行开门走出。

6. 准备工作结束，启动紫外线治疗仪，开始治疗。

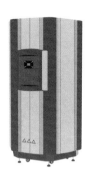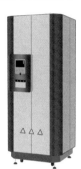

治疗周期及照光剂量调整

*   每周治疗 3 次。
*   再次治疗时，询问患者上次治疗后皮肤红斑和疼痛情况，若前后两次治疗间隔时间维持在 3d 内，可按照表 4-38 所示的调整剂量。

表 4-38　剂量调整方案

皮肤评估	剂量调整
上次治疗后无红斑	按照上表正常增加剂量，儿童增加量适当降低
轻微红斑、治疗当天红斑消退、无疼痛	维持上次剂量
中度红斑或伴有疼痛	减少 25 MJ/cm^2
重度红斑、明显疼痛或水疱	医生查看处理、待红斑消退后减少 15% 剂量

92

- 若治疗中断，再次治疗时，前后两次治疗间隔时间超过 3d，可参照表 4-39 调整剂量。

表 4-39　间隔时间超过 3d 的剂量调整方案

中断间隔时间	继续照射剂量设定
4~7d	维持原剂量
1~2 周	减少原剂量的 25%
2~3 周	减少原剂量的 50%
3~4 周	重新开始

- 单次照射剂量达到最大照射剂量后，不再增加剂量，维持此最大剂量照射。

治疗终止
- 通常治疗 4 周后症状可改善，瘙痒缓解后可立即停止治疗。
- 治疗 8 周后，症状无改善亦停止治疗。

第五节　皮肤T细胞淋巴瘤

【概述】

- 皮肤 T 细胞淋巴瘤是指起源于 T 淋巴细胞，以皮肤损害为初发或突出表现的淋巴瘤，其中蕈样肉芽肿（granuloma fungoides，MF）、塞泽里（Sézary）综合征较为常见。
- MF 临床上分为红斑期、斑块期、肿瘤期，病程呈慢性，由最初的红斑期经斑块期，最终发展至肿瘤期。

【发病机制】

- 有遗传、环境、免疫因素等多因素参与疾病发生。

【常规治疗】

- 外用糖皮质激素。
- 靶向浅层 X 线放疗。
- 干扰素治疗。
- 甲氨蝶呤、吉西他滨等单药物化疗。

【紫外线治疗】

- 紫外线治疗可作为 MF、Sézary 综合征及其他皮肤 T 细胞淋巴瘤亚型的一种长期治疗方法。
- 单独或联合其他方法应用，均可获得一定疗效。
- 单独治疗仅推荐用于早期 MF（ⅠA、ⅠB、ⅡA 期）的治疗。
- 紫外线治疗可诱导皮肤 T 淋巴细胞凋亡，是治疗此类疾病的一线疗法。
- 有效的紫外线治疗主要包括 NB-UVB、BB-UVB 和 PUVA，NB-UVB 治疗皮肤 T 细胞淋巴瘤疗效较好，半数以上可达皮损清除 / 基本清除。

- UVB 透皮深度较浅，一般仅用于红斑期 MF。NB-UVB 治疗 I 期 MF 完全清除率高，故治疗早期 MF 应优选 NB-UVB。
- UVA 透皮深度相对较深，所以斑块期、侵及毛囊、肿瘤期较厚的皮损或肤色较深的人群更适合 PUVA 治疗。
- PUVA 也可用于治疗晚期皮肤 T 细胞淋巴瘤，如肿瘤期 MF(ⅡB 期)、红皮病型 MF（Ⅲ期），但治愈率低，复发率也较高。
- 红皮病型 MF 患者所能耐受的紫外线治疗剂量较低，因此治疗次数多。
- 治疗 Sézary 综合征相比治疗红皮病型 MF，疗效更不理想；大多数研究未观察到紫外线治疗可以降低血液中 Sézary 细胞计数。
- 紫外线治疗皮肤 T 细胞淋巴瘤的治疗终点与银屑病等其他良性疾病不同，治疗皮肤 T 细胞淋巴瘤在百分百清除皮损后，希望疾病能有一个相对较长的缓解阶段，因此所需的治疗周期更长。
- 紫外线治疗皮肤 T 细胞淋巴瘤时，患者需要变化姿势以保障所有皮损暴露在 UV 照射下；若特殊部位无法充分暴露于紫外线照射下，则需采取其他方法联合治疗。
- 治疗后皮损容易复发，需每 3~6 个月定期随访，复发后及时治疗。治疗可以改善患者的生存质量，获得长期的缓解，但是否对疾病整体进程、患者生存情况是否有益，尚不明确。

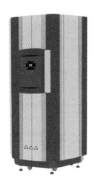
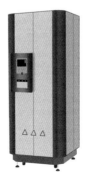

一、窄谱UVB治疗皮肤T细胞淋巴瘤（红斑期）

起始照射剂量，按照表 4-40 根据皮肤类型决定（儿童应适当降低初始剂量）。

表 4-40　初始剂量与递增方案　　单位：MJ/cm²

皮肤类型	NB-UVB 初始照射剂量	后续每次增加照射剂量	最大照射剂量
Ⅰ型	130	15	1 800
Ⅱ型	220	25	1 800
Ⅲ型	260	40	1 800
Ⅳ型	330	45	3 000
Ⅴ型	350	60	3 000
Ⅵ型	400	65	3 000

1. 根据所需照射剂量计算照射时间：

> 时间（s）= 照射剂量（能量密度，MJ/cm²）÷ 照射强度（功率密度，MW/cm²）

2. 在紫外线治疗设备控制面板和安全计时器上设定照射剂量或时间，安全计时器交给患者带入紫外线治疗仪中或由操作者作为参考。

3. 嘱患者脱去大部分衣服，生殖器和乳头等关键部位予以内衣裤遮盖局部；佩戴 UV 护目镜；打开风扇，让患者站在全仓紫外线治疗仪中央。

4. 告知患者紫外线治疗仪的门没有上锁，当治疗结束、灯熄灭或治疗中出现皮肤烧灼感、刺痛等不适时，患者应自行开门走出。

5. 准备工作结束，启动紫外线治疗仪，开始治疗。

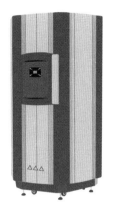
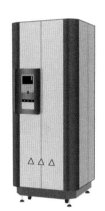

治疗周期及照光剂量调整

· 每周治疗 3 次。

· 再次治疗时，询问患者上次治疗后皮肤红斑和疼痛情况，若前后两次治疗间隔时间维持在 3d 内，可按照表 4-41 所示调整剂量。

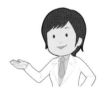

表 4-41　剂量调整方案

皮肤评估	剂量调整
上次治疗后无红斑	按照上表正常增加剂量，儿童增加量适当降低
轻微红斑、治疗当天红斑消退、无疼痛	维持上次剂量
中度红斑或伴有疼痛	减少 $25MJ/cm^2$
重度红斑、明显疼痛或水疱	医生查看处理、待红斑消退后减少 15% 剂量

- 若治疗中断，再次治疗时，前后两次治疗间隔时间超过 3d，可参照表 4-42 调整剂量。

表 4-42　间隔时间超过 3d 的剂量调整方案

中断间隔时间	继续照射剂量设定
4~7d	维持原剂量
1~2 周	减少原剂量的 25%
2~3 周	减少原剂量的 50%
3~4 周	重新开始

- 若治疗 20 次后，症状无改善，可在原正常增加剂量的基础上再增加 $50 \sim 100MJ/cm^2$。
- 直至单次照射剂量达到最大照射剂量后，不再增加剂量，维持此最大剂量照射。

治疗终止

- 通常治疗 3~6 个月后，皮损完全清除。
- 与银屑病等其他疾病不同，紫外线治疗皮肤 T 细胞淋巴瘤在皮损清除后，需继续保持清除时照射剂量和频率进行巩固治疗 1 个月。
- 皮损消失≥1 个月，方为治愈。当紫外线治疗后炎症性色沉与皮肤 T 细胞淋巴瘤无法鉴别时，需病理活检协助判断。
- 待皮损治愈且无复发后，再进行维持治疗，逐渐减少治疗剂量与频率。
- 维持治疗结束后，可终止治疗。
- 若治疗 3 个月后，皮损无改善，需停止治疗，改用其他治疗方法。

维持治疗

- 皮损明显改善后，继续采用 NB-UVB 进行维持治疗（表 4-43）。

表 4-43　维持治疗方案

维持时间	维持治疗频率	照射剂量
4~8 周	每周 2 次	保持原剂量
4~8 周	每周 1 次	保持原剂量
4~8 周	每 10 d 1 次	保持原剂量
4~8 周	2 周 1 次	减少原剂量的 25%
视实际情况调整	3 周 1 次	减少原剂量的 50%
视实际情况调整	4 周 1 次	视实际情况降低

- 维持治疗时间，根据患者病情、不良反应及经济情况等综合考虑决定。

二、宽谱UVB治疗皮肤T细胞淋巴瘤（红斑期）

1. 依据患者皮肤类型确定初始照射剂量和每次增加照射剂量（表 4-44）。

表 4-44　初始剂量与递增方案　单位：MJ/cm^2

皮肤类型	BB-UVB 初始照射剂量	后续每次增加照射剂量	最大照射剂量
I 型	10	5	50
II 型	10	5	50
III 型	20	10	100
IV 型	20	10	100
V 型	30	20	200
VI 型	30	20	200

2. 根据所需照射剂量计算照射时间：

时间（s）= 照射剂量（能量密度，MJ/cm^2）÷ 照射强度（功率密度，MW/cm^2）

3. 在紫外线治疗设备控制面板和安全计时器上设定照射剂量或时间，安全计时器交给患者带入紫外线治疗仪中或由操作者作为参考。

4. 嘱患者脱去大部分衣服，生殖器和乳头等关键部位予以内衣裤遮盖局部；佩戴 UV 护目镜；打开风扇，让患者站在全仓紫外线治疗仪中央。

5. 告知患者紫外线治疗仪的门没有上锁，当治疗结束、灯熄灭或治疗中出现皮肤烧灼感、刺痛等不适时，患者应自行开门走出。

6. 准备工作结束，启动紫外线治疗仪，开始治疗。

治疗周期及照光剂量调整

- 每周治疗 3～5 次。
- 若前后两次治疗间隔时间维持在 3d 内，皮肤无红斑，则可按照上表所示进行剂量递增，至最大照射剂量后停止增加。
- 若前次治疗后皮肤微红，则维持原剂量继续治疗。
- 若前次治疗后皮肤红斑明显，则建议查看患者，重新调整维持或降低 UVB 照射剂量。
- 若治疗中断，则再次治疗时，前后两次治疗间隔时间超过 3d，可参照表 4-45 调整剂量。

表 4-45　间隔时间超过 3d 的剂量调整方案

中断间隔时间	继续照射剂量设定
4～7d	维持原剂量
1～2 周	减少原剂量的 50%
2～3 周	减少原剂量的 75%
3～4 周	重新开始

治疗终止

- 皮损完全清除后，巩固治疗 1 个月。
- 皮损消失≥1 个月，方为治愈。
- 治愈后，再进行维持治疗。
- 其余参照 NB-UVB 治疗皮肤 T 细胞淋巴瘤（红斑期）。

维持治疗

- 参照 NB-UVB 治疗皮肤 T 细胞淋巴瘤（红斑期）。

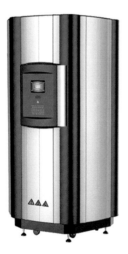
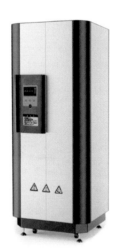

三、口服PUVA治疗皮肤T细胞淋巴瘤

- 口服 PUVA 治疗皮肤 T 细胞淋巴瘤，适用于红斑期 MF。
- 也适用于斑块期和肿瘤期 MF 的治疗，推荐选用 8-MOP。

1. 紫外线照射前 75～120min 服用 8-MOP，推荐口服剂量 0.5～0.6mg/kg，最大不超过 40mg。
2. 依据患者皮肤类型，确定初始照射剂量、每次增加剂量与单次最大剂量（表 4-46）。

表 4-46　初始剂量与递增方案　单位：J/cm²

皮肤类型	口服 PUVA 初始照射剂量	后续每次增加照射剂量	最大照射剂量
Ⅰ型	0.5	0.5	8
Ⅱ型	1.0	0.5	8
Ⅲ型	1.5	1.0	12
Ⅳ型	2.0	1.0	12
Ⅴ型	2.5	1.5	20
Ⅵ型	3.0	1.5	20

3. 根据所需照射剂量计算照射时间：

时间（s）= 照射剂量（能量密度，MJ/cm²）÷ 照射强度（功率密度，MW/cm²）

4. 在紫外线治疗设备控制面板和安全计时器上设定照射剂量或时间，安全计时器交给患者带入紫外线治疗仪中或由操作者作为参考。

5. 嘱患者脱去大部分衣服，生殖器和乳头等关键部位予以内衣裤遮盖局部；佩戴 UV 护目镜；打开风扇，让患者站在全仓紫外线治疗仪中央。

6. 告知患者紫外线治疗仪的门没有上锁，当治疗结束、灯熄灭或治疗中出现皮肤烧灼感、刺痛等不适时，患者应自行开门走出。

7. 准备工作结束，启动紫外线治疗仪，开始治疗。

8. 治疗后，嘱患者当天避免过度日晒。

治疗周期及照光剂量调整

- 每周 2～3 次。

- 两次治疗至少间隔 48h，以便观察皮肤反应。

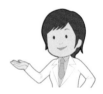

- 若前后两次治疗间隔时间维持在 3d 内，皮肤无红斑，则可按照上表所示进行剂量递增，至最大照射剂量后停止增加。

- 若前次治疗后皮肤微红，则维持原剂量继续治疗。

- 若前次治疗后皮肤红斑明显，则需查看患者，暂停 PUVA 治疗直至红斑缓解，重新调整维持或降低 UVA 照射剂量。

- 若治疗中断，则再次治疗时，前后两次治疗间隔时间超过 3d，可参照表 4-47 调整剂量。

表 4-47　间隔时间超过 3d 的剂量调整方案

中断间隔时间	继续照射剂量设定
4~7d	维持原剂量
1~2 周	减少原剂量的 25%
2~3 周	减少原剂量的 50%
3~4 周	减少原剂量的 75% 或重新开始
>4 周	重新开始

治疗终止

- PUVA 治疗前和治疗期间，每 6 个月做一次血常规、生化指标及眼科检查。
- 与银屑病等其他疾病不同，紫外线治疗皮肤 T 细胞淋巴瘤在皮损清除后，需继续保持清除时的剂量和频率，进行巩固治疗 1 个月。
- 皮损消失≥1 个月，方为治愈。当紫外线治疗后炎症性色沉与皮肤 T 细胞淋巴瘤无法鉴别时，需病理活检协助判断。
- 待皮损治愈且无复发后，再进行维持治疗，逐渐减少治疗剂量与频率。
- 维持治疗结束后，可终止治疗。
- 长期接受 PUVA 治疗，需要慎重权衡利弊，限制患者 PUVA 治疗总次数。
- 若治疗 3 个月后，皮损无改善，需停止治疗，改用其他治疗方法。

维持治疗

- 皮损明显改善后，可继续采用口服 PUVA 进行维持治疗（表 4-48）。

表 4-48　维持治疗方案

维持时间	维持治疗频率	照射剂量
4～8 周	每周 2 次	保持原剂量
4～8 周	每周 1 次	保持原剂量
4～8 周	每 10 d 1 次	保持原剂量
4～8 周	2 周 1 次	保持原剂量
视实际情况调整	3 周 1 次	保持原剂量
视实际情况调整	4 周 1 次	保持原剂量

- 维持治疗时间需根据患者病情、不良反应、经济情况等综合考虑决定。

四、UVA1治疗皮肤T细胞淋巴瘤

- UVA1 可用于皮肤 T 细胞淋巴瘤的治疗。
- 研究有限，疗效和安全性待进一步观察，治疗方案不统一，有待优化。

　　以下治疗方案供参考，可根据每个患者个体情况调整剂量和照射次数。

1.　在整个治疗期间，UVA1 治疗剂量常保持恒定，多采用中剂量（>20～70J/cm²）和高剂量（>70～130J/cm²）治疗早期皮肤 T 细胞淋巴瘤。

2.　用以下公式计算治疗所需时间：

> 时间（s）= 照射剂量（能量密度，MJ/cm²）÷
> 照射强度（功率密度，MW/cm²）

3.　准备工作就绪，启动紫外线治疗仪，开始治疗。

治疗周期及治疗终止

- 每周 3～5 次 UVA1 治疗，优先推荐每周 5 次。
- 建议一个疗程，不超过 40 次治疗。
- 治疗 20 次后，无明显改善，建议更换或联合其他治疗方法。
- 高剂量 UVA1 的长期不良反应尚不确定，建议每个疗程不超过 10～15 次，每年最多两个疗程。
- 年龄小于 18 岁的患者，选用 UVA1 高剂量治疗时需格外慎重。

第六节 其他疾病

紫外线治疗还可用于上述疾病外的诸多其他皮肤疾病治疗（表 4-49）。

表 4-49　紫外线治疗其他皮肤疾病

皮肤疾病	主要紫外线治疗
玫瑰糠疹	NB-UVB、中低剂量 UVA1
斑块状副银屑病	NB-UVB、口服 PUVA 治疗
慢性苔藓样糠疹 急性痘疮样苔藓样糠疹	BB-UVB、NB-UVB
淋巴瘤样丘疹病	PUVA、NB-UVB 或 UVA1
环状肉芽肿	中高剂量 UVA1、PUVA 和 NB-UVB
多形性日光疹	UV 硬化：NB-UVB 或 PUVA
局限性硬皮病	中剂量 UVA1，局部 PUVA
扁平苔藓	NB-UVB、PUVA
移植物抗宿主病	PUVA、NB-UVB
嗜酸性脓疱性毛囊炎	NB-UVB
肥大细胞增生症	PUVA、中低剂量 UVA1
结节性痒疹	NB-UVB、PUVA
神经性皮炎	NB-UVB、PUVA

一、玫瑰糠疹

- 传统药物治疗疗效不佳或无法控制皮损，伴有明显瘙痒。
- 病程8周，皮疹未见消退迹象，可尝试NB-UVB和中低剂量 UVA1治疗。
- 紫外线治疗可缓解瘙痒、缩短病程。

【紫外线治疗】

NB-UVB起始照射剂量按照表4-50，根据皮肤类型决定。

表4-50　初始剂量和递增方案　　单位：MJ/cm²

皮肤类型	NB-UVB初始照射剂量	后续每次增加照射剂量	最大照射剂量
Ⅰ型	130	15	2 000
Ⅱ型	220	25	2 000
Ⅲ型	260	40	3 000
Ⅳ型	330	45	3 000
Ⅴ型	350	60	5 000
Ⅵ型	400	65	5 000

治疗周期及照光剂量调整

- 每周治疗3~5次。
- 若前后两次治疗间隔时间维持在3d内，按照表4-51调整。

表 4-51　剂量调整方案

皮肤评估	剂量调整
上次治疗后无红斑	按照上表增加剂量，儿童增加适当降低
轻微红斑、治疗当天红斑消退、无疼痛	维持上次剂量
中度红斑或伴有疼痛	减少 25MJ/cm²
重度红斑、明显疼痛或水疱	医生查看处理、待红斑消退后，减少 15% 剂量

- 若治疗中断，再次治疗时，前后治疗间隔时间超过 3d，参照表 4-52。

表 4-52　间隔时间超过 3d 的剂量调整方案

中断间隔时间	继续照射剂量设定
4～7d	维持原剂量
1～2 周	减少原剂量的 25%
2～3 周	减少原剂量的 50%
3～4 周	重新开始

二、副银屑病

斑块状副银屑病

- 传统药物治疗无效或疗效不佳（皮损清除率低于 50%）。
- 皮损严重或皮损广泛，可考虑 BB-UVB、NB-UVB 或口服 PUVA 治疗。
- 具体方案可参考皮肤 T 细胞淋巴瘤（红斑期）。

慢性苔藓样糠疹与急性痘疮样苔藓样糠疹

- BB-UVB、NB-UVB 可作为一线治疗方法。
- 疗效不佳时，可尝试 PUVA 和 UVA1 治疗。
- 具体方案可参考皮肤 T 细胞淋巴瘤（红斑期）。

【紫外线治疗】

1. BB-UVB 治疗

依据患者皮肤类型确定初始照射剂量和每次增加照射剂量（表 4-53）。

表 4-53　初始剂量和递增方案　　单位：MJ/cm²

皮肤类型	BB-UVB 初始照射剂量	后续每次增加照射剂量	最大照射剂量
Ⅰ型	10	5	50
Ⅱ型	10	5	50
Ⅲ型	20	10	100
Ⅳ型	20	10	100
Ⅴ型	30	20	200
Ⅵ型	30	20	200

2. NB-UVB 治疗

起始照射剂量，按照下表（表 4-54）根据皮肤类型决定。

表 4-54　初始剂量和递增方案　　单位：MJ/cm²

皮肤类型	NB-UVB 初始照射剂量	后续每次增加照射剂量	最大照射剂量
Ⅰ型	130	15	1 800
Ⅱ型	220	25	1 800
Ⅲ型	260	40	1 800
Ⅳ型	330	45	3 000
Ⅴ型	350	60	3 000
Ⅵ型	400	65	3 000

- 副银屑病治疗后，需每年定期随访、做全身体检，如出现皮损变化或进展，应及时活检，以鉴别皮肤 T 细胞淋巴瘤。

三、淋巴瘤样丘疹病

【紫外线治疗】

- 传统药物治疗无效或疗效不佳者，可尝试 PUVA、NB-UVB 或 UVA1。
- 具体方案可参考皮肤 T 细胞淋巴瘤（红斑期）。

1. 口服 PUVA 治疗

治疗前 75～120min 口服 8-MOP，推荐剂量 0.5～0.6mg/kg，最大不超过 40mg。

依据患者皮肤类型，确定初始照射剂量、每次增加剂量与单次最大剂量（表 4-55）。

表 4-55 初始剂量和递增方案　　　单位：J/cm^2

皮肤类型	口服 PUVA 初始照射剂量	后续每次增加照射剂量	最大照射剂量
Ⅰ型	0.5	0.5	8
Ⅱ型	1.0	0.5	8
Ⅲ型	1.5	1.0	12
Ⅳ型	2.0	1.0	12
Ⅴ型	2.5	1.5	20
Ⅵ型	3.0	1.5	20

2. NB-UVB 治疗

起始照射剂量，按照下表（表 4-56）根据皮肤类型决定。

表 4-56　初始剂量和递增方案　　单位：MJ/cm²

皮肤类型	NB-UVB 初始照射剂量	后续每次增加照射剂量	最大照射剂量
Ⅰ型	130	15	1 800
Ⅱ型	220	25	1 800
Ⅲ型	260	40	1 800
Ⅳ型	330	45	3 000
Ⅴ型	350	60	3 000
Ⅵ型	400	65	3 000

3. UVA1 治疗

UVA1 治疗在整个治疗期间的剂量常保持恒定，多采用中剂量（>20～70J/cm²）和高剂量（>70～130J/cm²）。

四、环状肉芽肿

【紫外线治疗】

- 中高剂量 UVA1、PUVA 和 NB-UVB 治疗对局限型或泛发型环状肉芽肿有一定疗效，可作为药物治疗的替代方法。
- 具体方案可参考皮肤 T 细胞淋巴瘤（红斑期 MF）。

1. UVA1 治疗

UVA1 治疗在整个治疗期间的剂量常保持恒定，多采用中剂量（>20~70J/cm²）和高剂量（>70~130J/cm²）。

2. PUVA 治疗

局限型采用局部 PUVA 治疗；泛发型采用口服 PUVA 治疗。

3. NB-UVB 治疗

起始照射剂量，按照下表根据皮肤类型决定（表 4-57）。

表 4-57 初始剂量和递增方案   单位：MJ/cm²

皮肤类型	NB-UVB 初始照射剂量	后续每次增加照射剂量	最大照射剂量
Ⅰ型	130	15	1 800
Ⅱ型	220	25	1 800
Ⅲ型	260	40	1 800
Ⅳ型	330	45	3 000
Ⅴ型	350	60	3 000
Ⅵ型	400	65	3 000

五、多形性日光疹

【紫外线治疗】

- 增强皮肤紫外线耐受。
- 较严重的患者可预防性使用 NB-UVB 或 PUVA 照射皮肤，促进角质层的增厚、皮肤黑色素生成、抑制免疫，提高机体对紫外线的耐受。
- 目前推荐 NB-UVB 作为首选，无效再考虑 PUVA。
- 推荐一周治疗 3 次，共治疗 5~6 周。
- NB-UVB 初始剂量推荐 70%MED。
- PUVA 初始剂量推荐 70% 最小光毒性剂量。
- 正常情况，每次增加上次剂量的 20%。

注意事项

- UV 硬化治疗应在预计病情发作前 1 个月进行，治疗前需告知患者，治疗可能会诱发疾病。
- 若出现红斑或诱发多形性日光疹，可减少照射剂量或暂停治疗，必要时外涂激素乳膏；皮损严重者，待皮疹消退后再继续治疗。
- 对光线极度敏感的患者，可照射后立即外用乳膏和 / 或口服泼尼松龙 25mg，预防诱发多形性日光疹。
- 治疗后，患者日常应适当接受少量日光照射以保持疗效。若长时间暴露于日光下，则需加强防晒措施，否则疗效可能在 4~6 周内消失。
- 秋冬季注意随访疗效，多形性日光疹缓解期数月至 1 年不等；若疗效理想，多数患者每年春季需继续重复治疗。
- UV 硬化治疗效果不会因应用次数增多而降低，但需要注意 UV 照射的累积剂量及不良反应。

六、局限性硬皮病

【紫外线治疗】

- UVA 抑制前胶原合成，限制新生胶原；亦可激活成纤维细胞，产生基质金属蛋白酶分解细胞外基质中过量胶原蛋白。
- 推荐中剂量 UVA1 治疗或局部 PUVA 治疗（具体方案参考银屑病）。

1. UVA1 治疗

采用中剂量（>20～70J/cm^2）UVA1 治疗，整个治疗期间，剂量常保持恒定。

2. 局部 PUVA 治疗

- 将 1%8-MOP 溶液（甲氧沙林溶液）与基质软膏混合，配制成 0.1% 8-MOP 软膏。
- 将 0.1% 8-MOP 软膏局部外涂于银屑病斑块。
- 涂药 30min 后，给予 UVA 照射。所有皮肤类型的患者初始照射剂量均为 0.5J/cm^2。
- 用以下公式计算治疗所需时间：

> 时间（s）＝ 照射剂量（能量密度，MJ/cm^2）÷
> 照射强度（功率密度，MW/cm^2）

- 准备工作结束，启动紫外线治疗仪，开始治疗。
- UVA 治疗结束后，患者应仔细冲洗、去除 8-MOP 软膏，避免药物残留在皮肤表面。
- 治疗后，嘱患者当天暴露部位避免过度日晒。

七、扁平苔藓

【紫外线治疗】

  NB-UVB 和 PUVA 对扁平苔藓治疗，疗效较好。

八、移植物抗宿主病

【紫外线治疗】

- 药物治疗效果不理想时，不论急性或慢性移植物抗宿主病均可尝试 PUVA 或 NB-UVB 治疗；治疗方案可参考皮肤 T 淋巴细胞瘤方案。

九、嗜酸性脓疱性毛囊炎

【紫外线治疗】

  NB-UVB 治疗有效，方案可参考特应性皮炎。

十、肥大细胞增生症

【紫外线治疗】

- 色素性荨麻疹：推荐 PUVA 和中低剂量 UVA1 治疗，亦可尝试 NB-UVB 治疗；具体方案可参考银屑病治疗，初始剂量较治疗银屑病适当降低。
- 弥漫性皮肤肥大细胞增生症：可采用 PUVA 治疗，初始剂量较治疗银屑病适当降低。

十一、结节性痒疹

【紫外线治疗】

- 皮损广泛分布者或难治性结节性痒疹可以尝试紫外线治疗。
- NB-UVB 治疗可作为首选紫外线治疗，其次可选 PUVA 治疗。
- 具体方案可参考银屑病，必要时亦可联合其他常规治疗。

十二、神经性皮炎

【紫外线治疗】

- 皮损广泛分布或难治性神经性皮炎可尝试 NB-UVB 或 PUVA 治疗。
- 具体方案可参考银屑病。

第五章　特殊人群紫外线治疗

- 儿童、孕妇等特殊人群若进行紫外线治疗首选 UVB 治疗，尤其适宜选用安全性较高的 NB-UVB。
- NB-UVB 长期使用未见增加皮肤癌患病风险，可用于儿童、孕妇、哺乳期妇女和免疫抑制等患者皮肤病的治疗。
- 理论上来说，308nm 准分子（激）光与 NB-UVB 类似，在特殊人群紫外线治疗时可参考 NB-UVB 经验。

- NB-UVB 常作为一线或准一线方法用于儿童银屑病、苔藓样糠疹、皮肤 T 细胞淋巴瘤治疗，作为二线方法用于儿童特应性皮炎和白癜风治疗。
- 紫外线治疗过程中，须密切观察、合理选用照射剂量，注意与家长沟通，在家长的配合帮助下完成治疗。
- 无皮损的非治疗部位，应严格遮挡防护。
- 长期紫外线治疗的儿童，可考虑家庭光疗。

- 孕期妇女进行 UVB 治疗，需注意面部涂抹防晒霜，预防黄褐斑形成。

- PUVA 长期应用有增加皮肤癌患病率风险，不应常规用于儿童或青少年。
- 尤其需要注意，小于 12 岁的儿童是口服 PUVA 治疗的相对禁忌证。
- PUVA 治疗有导致胎儿出生缺陷的风险，应避免用于备孕或妊娠期间。男性备孕期间，也应避免使用 PUVA。
- 因为补骨脂素可通过母乳被婴儿吸收，导致婴儿皮肤光敏性增加，因此哺乳期妇女也应避免 PUVA 治疗。
- UVA1 的安全性还有待观察，应用于特殊人群时需谨慎。

第六章　家庭光疗

家庭光疗是在医生指导下，由患者在家中自行使用专业家庭光疗产品进行的紫外线治疗方式。

第一节　家庭光疗发展史

- 1979 年欧美国家已有患者在家庭内进行紫外线治疗的案例出现。

- 1988 年 NB-UVB 光源的成功研发，使现代光疗的安全性和有效性得到极大提升。

- 2002 年英国医学家卡梅隆（Cameron）等人发表论文论述"家庭光疗"，家庭光疗作为明确概念首次被提出。

- 2010 年至今，全球多家知名光疗生产企业分别推出小型化、便携式、主打家庭光疗概念的产品，家庭光疗开始在全球范围内得以普及。

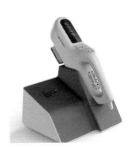
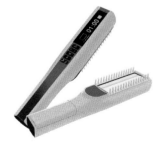

第二节　家庭光疗优势

- 安全有效：大规模随机对照研究证实家庭光疗的疗效与门诊光疗相当。
- 其成本低廉、治疗方便、费时少、保护隐私、环境舒适、心态轻松、依从性高，是医院治疗的有效补充。
- 选择家庭光疗，有利于患者更舒适、便捷地完成治疗。
- 适用于地处偏远、工作繁忙、不能按时定期来医院治疗的患者。
- 适用于行动不便的老年患者、不愿在医院治疗的儿童患者。
- 适用于需要隐私保护的患者。
- 适用于经济条件一般的患者人群。
- 适用于先前接受过光疗且能被随访的患者。

第三节　家庭光疗的不足

- 缺乏医疗专业人士及时指导，可能因使用不当等难以预料的因素造成不良反应和后果。

第四节　适应证、禁忌证和不良反应

- 同普通光疗。

第五节　家庭光疗前准备工作

- 光疗之前，需要对患者进行全身皮肤检查和病史问诊。
- 医生有责任选择适合家庭光疗的患者开展家庭光疗（表 6-1）。

表 6-1　家庭光疗的有利与不利因素

项目	内容
有利因素	<ul><li>住所距离医院远</li><li>到医院交通不便</li><li>行动不便的患者</li><li>没有时间或各种原因不愿到医院治疗</li></ul>
不利因素	<ul><li>不愿或不能签署家庭光疗知情同意书</li><li>经培训后仍不能理解和掌握家庭光疗技术和要点</li><li>无法与光疗医护人员定期、及时沟通</li><li>没有合适家庭环境支撑家庭光疗</li></ul>

• 开展前需进行注意事项宣教：

1. 宣教治疗目的和预期结果。
2. 治疗开始时和治疗期间出现皮肤轻微发红等属正常反应。
3. 治疗期间需避免光敏性食物和药物。
4. 光疗时，需采用紫外线防护设备，保护好眼睛、乳房和生殖器。
5. 学会根据所需照射剂量计算照射时间：

时间（s）= 照射剂量（能量密度，MJ/cm^2）÷ 照射强度（功率密度，MW/cm^2）

6. 照射功率受皮肤到光源距离的影响，照射时皮损须距离光源固定并保持说明书中建议的距离，确保每次照射的位置和姿势一致。

7. 正确记录治疗日期、照射剂量和不良反应。

8. 接受培训以识别不良事件，出现副反应后，立即停止治疗和及时就诊。

9. 嘱患者每周定期与光疗医生和护士保持联系。

10. 务必每月面诊一次，以便皮肤科医生可以监测疗效和不良反应，必要时改变 UVB 剂量，并对皮肤癌进行常规皮肤检查。

11. 长期家庭光疗需注意对设备的照射功率定期进行校对。

- **选择合适的光疗设备：**

1. 家庭光疗设备应根据患者皮损的部位、面积大小进行选择。

2. 特定部位可选择适合该部位的特殊设计的光疗设备，以尽量减少对周围正常皮肤的紫外线照射。

3. 建议患者尽量选择带有内置可控计时器的仪器，以避免滥用，如患者自行盲目增加治疗剂量和时间。

4. 提醒患者从正规渠道购买光疗设备，并查验所购产品的注册证是否具有药监局审核通过的家用产品资质，以规避政策风险和安全风险。

5. 小型手持式产品：适用于局部治疗，亦常用于在完成医院光疗后，在家中对局部皮损进行强化治疗。小型光疗设备能对特殊的患病部位，如头皮或大型光疗设备不易照射到的部位做补充治疗。

6. 半身／全身家庭光疗产品：适用于皮损面积较大的患者。此类产品设备对身体非平坦部位（如大腿内侧）的治疗通常需小型设备加以辅助。

- **明确皮肤科医生在家庭光疗中的作用：**

1. 选择合适的患者，处方家庭光疗。

2. 全程负责患者家庭光疗。

3. 评估患者治疗效果。

4. 及时给予患者指导并调整治疗方案。

第六节　家庭光疗简易治疗方案

- 家庭光疗推荐使用较为安全常用的 NB-UVB 治疗。

  推荐使用较为便利的"依照皮肤类型制订照光方案"（表 6-2）。

表 6-2　初始剂量和递增方案　　　单位：MJ/cm²

皮肤类型	家庭 NB-UVB 初始照射剂量	后续每次增加照射剂量	最大照射剂量
Ⅰ型	130	15	1 800
Ⅱ型	220	25	1 800
Ⅲ型	260	40	1 800
Ⅳ型	330	45	3 000
Ⅴ型	350	60	3 000
Ⅵ型	400	65	3 000

1. 用以下公式计算治疗所需时间：

> 时间（s）= 照射剂量（能量密度，MJ/cm²）÷
> 照射强度（功率密度，MW/cm²）

2. 启动光疗仪，开始治疗。
3. 每次治疗后，涂抹保湿剂以防皮肤干燥和瘙痒。
4. 记录治疗日期、照射剂量及治疗反应，与指导医护人员保持联系，必要时寻求医护人员的指导和帮助。

治疗周期及照光剂量调整

- 每周 3 次。
- 两次治疗间隔 48~72h。
- 若前后两次治疗间隔时间维持在 3d 内，皮肤无红斑，则可按照上表所示，正常递增剂量，至最大照射剂量后停止增加。
- 若前次治疗后皮肤微红，则维持原剂量继续治疗。
- 若前次治疗后皮肤红斑明显，则应该立即停止照射。待皮肤恢复正常后，降低一半的剂量（时间）继续照射，并联系医生，必要时在医生指导下重新调整照射剂量。
- 增至单次最大照射剂量后停止增加，维持此剂量继续治疗。
- 若治疗中断，则再次治疗时，前后两次治疗间隔时间超过 3d，可参照表 6-3 调整剂量。

表 6-3　间隔时间超过 3d 的剂量调整方案

中断间隔时间	继续照射剂量设定
4~7d	维持原剂量
1~2 周	减少原剂量的 25%
2~3 周	减少原剂量的 50% 或重新开始
3~4 周	重新开始

治疗终止

- 建议治疗周期至少 3 个月。
- 皮损消退后停止照射；或皮损无进一步显著改善可停止照射。

亦可"依照最小红斑量制订照光剂量",虽然更安全,但较为不便。

1. 医院测定患者 UVB 的 MED。
2. 依据患者 MED 确定起始照射剂量（MJ/cm²），UVB 初始剂量 =0.7 MED。
3. 用以下公式计算治疗所需时间：

时间（s）= 照射剂量（能量密度，MJ/cm²）÷
照射强度（功率密度，MW/cm²）

4. 启动光疗仪，开始治疗。
5. 每次治疗后，涂抹保湿剂以防皮肤干燥和瘙痒。
6. 记录治疗日期、剂量及治疗反应，与指导医护人员保持联系，必要时寻求医护人员的指导和帮助。

治疗周期及照光剂量调整

· 每周治疗 3 次。
· 两次治疗间隔 48～72 h。
· 根据治疗反应调整后续照光剂量（表 6-4）。

表 6-4　剂量调整方案

皮肤评估	剂量调整
上次治疗后无红斑	正常增加 10%～20% 的剂量
轻微红斑、治疗当天红斑消退、无疼痛	维持上次剂量
红斑明显、伴有疼痛或水疱	应该立即停止照射，待皮肤恢复正常后，降低一半的剂量（时间）继续照射

- 红斑明显时联系医生，必要时在医生指导下重新调整照射剂量。
- 最大照光剂量一般不超过 6 MED，增至此剂量后不再增加剂量。

- 若治疗中断，再次治疗时，前后两次治疗间隔时间超过 3d，可参照表 6-5 调整剂量。

表 6-5 间隔时间超过 3d 的剂量调整方案

中断间隔时间	继续照射剂量设定
4~7d	维持原剂量
1~2 周	减少原剂量的 25%
2~3 周	减少原剂量的 50% 或重新开始
3~4 周	重新开始

治疗终止

- 建议治疗周期至少 3 个月。
- 皮损消退后停止照射；或皮损无进一步显著改善亦停止照射。

附　　录

附录一　知情同意书

一、紫外线治疗知情同意书

紫外线治疗知情同意书

姓名 _____　　性别 _____　　年龄 _____　　门诊/住院号 _____

诊断：　　紫外线治疗编号：　　拟行紫外线治疗方案：

1. 紫外线治疗可能达到的疗效：紫外线治疗作为治疗皮肤病的重要手段已广泛应用于临床，对玫瑰糠疹、银屑病、白癜风、带状疱疹及其后遗神经痛、蕈样肉芽肿、副银屑病、湿疹、掌跖脓疱病、慢性光化性皮炎、多形性日光疹、特应性皮炎等多种慢性、难治性或复发性皮肤病均有良好疗效，对于因心、肝、肾等重要脏器功能不全而不宜接受系统药物治疗的患者更显其优越性。

2. 紫外线治疗可能引起的不良反应：紫外线治疗在治疗皮肤病的同时，可能在照光后短期或长期反复照光后产生一些不良反应。短期不良反应主要有瘙痒、红斑、轻微的灼热或刺痛感，重者可有水疱。长期不良反应主要表现为皮肤干燥、色素加深和皮肤光老化；若不遵医嘱，长期大剂量连续紫外线治疗（大于200次）有导致皮肤肿瘤的潜在危险，但主要见于Ⅰ、Ⅱ型皮肤的白种人。口服 8-MOP 紫外线治疗可有胃肠道不适；治疗期间若不加眼睛防护，可造成继发性白内障。上述紫外线治疗的不良反应随患者的肤色、皮肤类型及对光的耐受性而异，一般反应较轻微，不影响患者的身体健康和生活质量。

3. 医生的责任：我们将对每位患者尽可能提供合理的紫外线治疗方案，以期达到最佳疗效。同时，我们将尽可能避免或减轻紫外线治疗可能出现的不良反应。

4. 患者的配合：在紫外线治疗中，患者应全程配合医生的治疗，不要随意移动治疗体位或自行更改照射剂量，并戴好护目镜，切勿直视光源。口服 8-MOP 的患者在服药当日需避免日晒，外出时戴好护目镜。

其他可供选择的检查/治疗方案：本着救死扶伤的宗旨，我们将尽力做好医疗和护理工作，但由于病情各异和复杂多变，有些情况难以预料。据此，我们将上述情况及紫外线治疗危险性及可能的并发症向患者及家属如实说明，并已取得理解和合作。

主诊医师签字：　　　　谈话医生签字：　　　　　年　月　日

我（们）已详细阅读上述各项，认真听取医生讲解所患疾病性质及各种治疗方法，充分了解紫外线治疗的目的、治疗过程及预期疗效，同时也充分知情紫外线治疗中可能出现的不良反应及难以预料事件。我（们）自愿接受紫外线治疗，并签字为证。我们将遵守院方规定，认真配合治疗，绝不无理干扰正常医疗秩序。

患者或其授权委托人签名：　　与患者关系：　　年　月　日

二、中波紫外线治疗知情同意书

中波紫外线（UVB）治疗是治疗银屑病、白癜风、湿疹和瘙痒症等多种皮肤疾病最常用的紫外线治疗方法之一。您将接受的这种高能量光源照射在临床已经有多年的应用经验，它虽不能使疾病痊愈、不再复发，但能使您的病情得到有效地控制或缓解并显著延长缓解时间。

不同的疾病类型或不同的个体所接受的每周照射次数及皮损清除所需的照射时间都各不相同。大多数患者每周需要照射3~5次。通常最初的照射时间仅为数秒钟，此后照射时间将在医生的指导下逐渐延长。为达到较好的照射效果，照射时间可能需要15~25min甚至更长的时间。并非所有的患者都能达到皮损完全清除的治疗效果，一些患者可以在进入缓解期后停止治疗。

紫外线治疗的预期效果为：

（1）改善现有皮损状态；

（2）减少新皮损的发生；

（3）大多数情况下，紫外线治疗可使皮损接近完全清除。缓解期的持续时间，不同个体具有较大差异。可能会需要维持治疗。

紫外线治疗的风险和可能出现的副作用：

（1）最常见的副作用为UVB照射引起的晒伤。晒伤可能发生在治疗过程中的任何阶段。某些特定的药物可能会促进晒伤的发生。请在治疗前将目前正在服用的药物或者治疗中任何时间开始服用的药物通知您的医生或护理人员。

（2）进行多次治疗的患者有可能会增加发生皮肤肿瘤的风险。

（3）UV照射可能会引起皮肤干燥或瘙痒。

（4）反复UV照射会使皮肤出现光老化、皮肤雀斑样痣以及皮肤色素沉着。

（5）UV 照射可能会损伤眼睛并增加发生白内障的风险。但在治疗中可以通过佩戴 UV 护目镜进行预防。护目镜在治疗中由治疗中心提供。

（6）敏感患者可能会诱发单纯疱疹。

（7）接受长期反复照射男性生殖器部位，如未经保护可能会增加发生肿瘤的风险。因此所有男性患者在接受照射时都应穿着短裤。

（8）UV 照射可能会使某些疾病病情加重，如对 UV 敏感的系统性红斑狼疮等。

如果您对治疗还有疑问，请通知光疗中心：

我已经为患者详细解释了关于紫外线治疗的特点、目的、预期疗效、治疗风险等问题和其他替代疗法及其治疗风险。治疗过程中将乐于回答患者的任何问题。

签名：主诊医生　　　　紫外线治疗操作技术人员
日期：

我已经完整阅读并完全理解上述关于 UVB 紫外线治疗的内容。我也理解目前对紫外线治疗的远期效果还不完全清楚。我知道这种疗法不会使我的疾病痊愈，在治疗过程中可能会需要维持治疗。我授权我的医生为我进行紫外线治疗。我的医生也可选择其他的医生或操作人员为我进行紫外线治疗的操作。我知道我可以要求紫外线治疗随时终止。

患者（法定监护人）签名：
证明人：
日期：

三、补骨脂素长波紫外线治疗知情同意书

PUVA 疗法是治疗银屑病、湿疹、白癜风和瘙痒症等多种皮肤疾病最常用的紫外线治疗方法之一。您将接受的这种高能量光源照射在临床已经有多年的应用经验，它虽不能使疾病痊愈、不再复发，但能使您的病情得到有效的控制或缓解，并显著延长缓解时间。

不同的疾病类型或不同的个体所接受的每周照射次数以及皮损清除所需的照射时间都各不相同。大多数患者每周需要照射 3~5 次。通常最初的照射时间仅为数秒钟，此后照射时间将在医生的指导下逐渐延长。为达到较好的照射效果，照射时间可能需要 15~25min 甚至更长的时间。并非所有的患者都能达到皮损完全清除的治疗效果，一些患者可以在进入缓解期后停止治疗。

紫外线治疗的预期效果为：

（1）改善现有皮损状态；

（2）减少新皮损的发生；

（3）大多数情况下，紫外线治疗可使皮损接近完全清除。缓解期的持续时间，不同个体间具有较大差异，可能需要维持治疗。

紫外线治疗的风险和可能出现的副作用：

（1）最常见的副作用为 PUVA 照射所引起的晒伤。晒伤可发生在治疗过程中的任何阶段。某些特定的药物可能会促进晒伤的发生。请在治疗前将目前正在服用的药物或治疗中任何时间开始服用的药物通知您的医生或护理人员。

（2）进行多次治疗的患者有可能会增加发生皮肤肿瘤的危险。

（3）UV 照射可能会引起皮肤干燥或瘙痒。

（4）反复 UV 照射会使皮肤出现光老化、皮肤雀斑样痣以及皮肤色素沉着。

（5）UV 照射可能会损伤眼睛并增加发生白内障的风险，在治疗中可以通过佩戴 UV 护目镜进行预防。护目镜在治疗中由治疗中心提供。

（6）敏感患者可能会诱发单纯疱疹。

（7）接受长期反复照射男性生殖器部位，如未经保护可能会增加发生肿瘤的危险。因此所有男性患者在接受照射时都应穿着短裤。

（8）UV 照射可能会使某些疾病病情加重，如对 UV 敏感的系统性红斑狼疮等。

如果您对治疗还有疑问，请通知光疗中心：

我已经为患者详细解释了关于紫外线治疗的特点、目的、预期疗效、治疗风险等问题和其他替代疗法及其治疗风险。治疗过程中将乐于回答患者的任何问题。

签名：主诊医生　　　紫外线治疗操作技术人员
日期：

我已经完整阅读并完全理解上述关于 PUVA 紫外线治疗的内容。我也理解目前对紫外线治疗的远期效果还不完全清楚。我知道这种疗法不会使我的疾病痊愈，在治疗过程中可能会需要维持治疗。我授权我的医生为我进行紫外线治疗。我的医生也可选择其他的医生或操作人员为我进行紫外线治疗的操作。我知道我可以要求紫外线治疗随时终止。

患者（法定监护人）签名：
证明人：
日期：

四、家庭光疗知情同意书

我了解我正在使用 UVB 疗法治疗皮肤疾患，我知道我必须按照下面要求去做：

（1）治疗过程中，必须佩戴 UV 护目镜，否则会造成眼睛的严重灼伤或慢性损伤；

（2）每次治疗时，保证同样的照射距离，不少于 15～20cm。不触摸工作状态的灯管；

（3）使用计时装置，仔细设定照射时间，以避免皮肤灼伤；

（4）每 6 个月进行一次皮肤的常规检查，以避免 UV 对皮肤造成损伤；

（5）如果没能按时就诊，我将停止治疗；

（6）我了解不同的厂家生产 UV 紫外线治疗装置可能有不同的操作方法，我将按照我所使用的 UV 紫外线治疗装置的生产厂家提供的照射方法进行照射；我的皮肤科医生将为我提供治疗方案；

（7）UV 治疗过程中，我将停止使用任何化妆品和香料；

（8）由于某些药物存在光敏性，在服用新的药物之前，我会预先告知我的皮肤科医生；

（9）我了解家庭 UV 治疗可能存在的不良反应，如变态反应、皮肤灼伤，可能增加发生皮肤肿瘤的风险，加速皮肤老化包括皱纹、斑点、皮肤失去光彩、色素改变及其他少见的副作用；

（10）我已经了解 UV 治疗的最常见的风险、治疗效果及我可以采用的其他替代疗法。我愿意使用家用 UV 疗法。

患者（法定监护人）签名：

证明人：

日期：

附录二 患者宣教

一、中波紫外线治疗患者宣教

在您接受全身 UVB 紫外线治疗时，需站在一装有 UVB 灯管的紫外线治疗舱中。这个紫外线治疗舱没有上锁，在治疗过程中，您可随时打开舱门走出紫外线治疗仪。起始治疗时间在 20s 左右，此后的治疗时间将根据患者耐受程度以及疾病的不同类型逐渐增加。

请注意以下指南，以保证疗效和治疗过程的顺利：

（1）紫外线治疗时除医生的特殊要求外，男性患者须穿着短裤，女性患者需穿着内裤、内衣，以保护生殖器和乳头；

（2）医生将提供 UV 护目镜，紫外线治疗过程中应注意佩戴；

（3）紫外线治疗时应站在紫外线治疗舱中央；

（4）银屑病患者在接受紫外线治疗前，需外涂矿物油以增加紫外线治疗疗效并减少皮肤干燥的发生；

（5）治疗过程中如出现红斑或刺痛，请及时通知医生。在家中治疗时，冷敷或服用阿司匹林对轻度的灼伤反应有效；

（6）由于某些药物具有光敏性，治疗过程中如需要增加服用任何药物均应及时通知医生；

（7）所有接受紫外线治疗的患者均应使用保湿剂；

（8）治疗过程中，避免额外的日光照射，以防止出现晒伤；

（9）接受 UVB 紫外线治疗的儿童须有家长陪伴；

（10）医生会为您提供计时器，便于您了解紫外线治疗的照射时间。紫外线治疗仪也同时配有计时装置。

二、口服补骨脂素长波紫外线治疗患者宣教

（1）治疗前 1h 或 1.5h，您需要服用一定剂量的补骨脂素片剂。药物随食物或牛奶服下，应避免油腻和辛辣食物；**每次随药物服用的食物或液体均应相同；**

（2）补骨脂素会增加皮肤和眼睛对光线的敏感性。服药后的 24h 您均应使用防光剂、遮光衣物以及护目镜。由于玻璃不能有效遮挡 UVA，因此即使在房间和车子内也要注意防光。佩戴护目镜会将白内障发生的可能性降到最低。**治疗前应先由眼科医生做基础检查；**

（3）PUVA 治疗时，应避免额外的日光照射或其他紫外线照射；

（4）您需站在一装有 UVA 灯管的紫外线治疗舱中，这个紫外线治疗舱没有上锁，治疗过程中，您可随时离开。为了进一步保证治疗安全，将提供给您倒计时的计时器。治疗时，您需要站立在紫外线治疗仪中央；

（5）医生会提供给您一副 UV 护目镜，每次治疗时均应佩戴；

（6）紫外线治疗时除医生的特殊要求外，男性患者须穿着短裤，女性患者需穿着内裤、内衣，以保护生殖器和乳头；

（7）如有妊娠、白内障或皮肤肿瘤史，请告知医生；

（8）治疗过程中，可能会出现皮肤灼伤。请在再次治疗时，告知医生发生红斑以及刺痛的情况；如出现严重灼伤，请立即通知医生；

（9）PUVA 疗法的长期不良反应是出现皮肤老化、白内障及包括黑色素瘤的皮肤肿瘤；

（10）补骨脂素应贮藏在阴凉处，并应放在儿童不易拿到的地方；

（11）您在治疗中的任何问题，可随时和医生沟通。

三、水浴/外用补骨脂素长波紫外线治疗患者宣教

- 水浴 PUVA 疗法是将手／足浸泡在光敏溶液中，随后应用 UVA 光源进行照射；
- 外涂 PUVA 疗法是用指套将药物外涂到皮损区，然后进行 UVA 照射；
- 这些疗法用于治疗手、足或全身的银屑病、特应性皮炎、白癜风和湿疹等疾病皮损；
- 通常每周治疗 2～3 次，不能连续进行。请阅读下列注意事项以更好的理解 PUVA 疗法：

（1）水浴 PUVA 疗法时，需将手／足浸泡在补骨脂素液体中 15min。如有手／足外伤请告知医生。浸泡后，晾干手／足。手腕和手背使用防光剂，防止 UVA 照射。

（2）外涂 PUVA 疗法时，皮损区外用补骨脂素药物。您需等待 30min，让药物很好地渗透。为避免手部触碰到补骨脂素，请不要触摸治疗区；

（3）紫外线治疗时，将会提供给您 UV 护目镜。UV 护目镜可以防止紫外线对眼睛的损伤。为增加保护作用，紫外线治疗后 1h 内仍要佩戴 UV 护目镜；

（4）紫外线治疗后，彻底冲洗治疗区并晾干，然后应用防光剂。治疗区避免过度日晒，随后的 24h 均应使用防光剂；

（5）最初的照射时间较短，我们会逐渐增加 UVA 照射时间；

（6）治疗中患者有时会出现皮肤灼伤，如果发生请通知紫外线治疗中心；

（7）您在治疗中的任何问题，可随时和医生沟通。

四、戈克曼疗法患者宣教

1. 向所有即将接受戈克曼疗法的患者，介绍光疗中心基本设施；

2. 向所有即将接受戈克曼疗法的患者介绍紫外线治疗仪和安全使用常识；

3. 强调治疗中防护眼睛和男性患者遮盖生殖器部位的重要性；

4. 光疗中心为患者准备带锁的存物柜；

5. 所有即将接受戈克曼疗法的患者均应了解，治疗中每天至少 4h 需要外用煤焦油后封包；

6. UVB 紫外线治疗前，所有银屑病患者需要在皮损部位外涂矿物油；

7. 指导患者站立于紫外线治疗仪的中心位置，手臂静止不动。必要时依照医生意见站在一定高度的台阶上；

8. 每一次治疗中，紫外线治疗操作者都要备有手持式计时器，其所显示的时间与治疗预计的时间相符。计时器可以由患者或操作者掌握；

9. 治疗前告诉患者灯熄灭或完成治疗时间后走出紫外线治疗仪，告知患者紫外线治疗仪的门没有上锁，并演示开门动作；

10. 紫外线治疗操作者将患者当前使用的药物填入表格，相关问题询问主管医生；

11. 所有患者晚上在皮损部位使用润肤剂如凡士林，并保留过夜；

12. 告知患者戈克曼疗法治疗过程中所有的可能并发症，包括：

a）毛囊炎

b）煤焦油引起的刺激反应

c）晒伤反应

d）如果未防护眼睛，可能出现角膜灼伤

e）皮肤雀斑样痣

f）光变应性反应（包括药物反应）

g）皮肤老化

h）发生皮肤肿瘤的风险性可能增加

13. 告诫患者接受 UVB 治疗过程中，应避免额外的日光照射。外出时，光暴露部位应使用防晒系数 15 以上的防光剂；

14. 发给所有患者 UVB 治疗和煤焦油使用手册。

五、改良英格拉姆疗法患者宣教

1. 向所有即将接受英格拉姆疗法的患者介绍光疗中心的基本设施；

2. 向所有即将接受改良英格拉姆疗法的患者介绍紫外线治疗仪和安全使用常识；

3. 强调治疗中防护眼睛和男性患者遮盖生殖器部位的重要性；

4. 光疗中心为患者准备带锁的存物柜；

5. 所有即将接受改良英格拉姆疗法的患者均应了解，治疗中每天须外涂地蒽酚软膏 12h；

6. UVB 紫外线治疗前，所有银屑病患者需要在皮损部位外涂凡士林；

7. 指导患者站立于紫外线治疗仪的中心位置，手臂静止不动。必要时依照医生意见站在一定高度的台阶上；

8. 每一次治疗中，紫外线治疗操作者都要备有手持式计时器，其所显示的时间与治疗预计的时间相符。计时器可以由患者或操作者掌握；

9. 治疗前告诉患者灯熄灭或者安全计时器到时后 10s 内走出紫外线治疗仪，告知患者紫外线治疗仪的门没有上锁，并演示开门动作；

10. 紫外线治疗操作者将患者当前使用的药物填入表格，相关问题询问主管医生；

11. 告知患者英格拉姆疗法治疗过程中所有的可能并发症，包括：

a）毛囊炎

b）地蒽酚引起的染色

c）地蒽酚引起的刺激反应

d）地蒽酚引起的灼伤

e）晒伤反应

f）如果未防护眼睛，可能出现角膜灼伤

g）光变应性反应（包括药物反应）

h）皮肤雀斑样痣

i）皮肤老化

j）发生皮肤肿瘤的危险性可能增加

12. 告诫患者接受 UVB 治疗过程中应避免额外的日光照射。外出时，光暴露部位应使用防晒系数 15 以上的防光剂；

13. 发给所有患者 UVB 治疗和地蒽酚使用手册。

附录三　紫外线治疗质量控制

紫外线治疗质量控制规范
（上海市皮肤科临床质控手册）

一、人员资质

具有医学背景、经过紫外线治疗从业人员相关培训的初级以上人员。

二、场地设备

1. 紫外线治疗室应通风良好，并配备空调，以保障室内适宜温度及紫外线治疗仪器的散热。

2. 每台紫外线治疗仪置于独立隔断的单间，以保护患者隐私；但隔断顶部不得密封，以便仪器散热和观察紫外线治疗仪运行情况。

3. 全仓式紫外线治疗仪应配备 380V 高压电源和电路保护装置，其他紫外线治疗仪配备 220V 普通电源。

三、操作规范

（一）知情同意

每一位接受紫外线治疗的患者在治疗开始前必须签署书面的知情同意书，其内容必须包括：患者基本信息、紫外线治疗编号、疾病诊断、拟接受的紫外线治疗方案、紫外线治疗可能达到的疗效和引起的不良反应、可选择的其他治疗措施、医生的职责、患者的配合措施、是否同意接受紫外线治疗、患者及医生的签名及签署日期。

（二）治疗记录

必须为每一位接受紫外线治疗的患者建立治疗记录卡，其内容必须包括：患者基本信息、紫外线治疗编号、疾病诊断、紫外线治疗方案、每次紫外线治疗的日期、照射剂量、累积照射剂量、前次治疗后不良反应以及缴费记录。

（三）适应证和禁忌证

严格掌握紫外线治疗适应证和禁忌证。

【适应证】

1. 红斑鳞屑性皮肤病：银屑病（寻常型、脓疱型）、掌跖脓疱病、连续性肢端皮炎、玫瑰糠疹、副银屑病、扁平苔藓等；

2. 白癜风；

3. 过敏及瘙痒性皮肤病：湿疹（掌跖型、泛发型）、特应性皮炎、皮肤瘙痒症、结节性痒疹、神经性皮炎等；

4. 光敏性皮肤病：多形性日光疹、慢性光化性皮炎、日光性荨麻疹等；

5. 皮肤 T 淋巴细胞瘤、蕈样肉芽肿、皮肤淋巴样浸润、淋巴瘤样丘疹病等；

6. 带状疱疹及带状疱疹后遗神经痛；

7. 马拉色菌毛囊炎、疖、痈、冻疮、慢性溃疡；

8. 其他：局限性硬皮病、移植物抗宿主病、斑秃、普秃、色素性荨麻疹、嗜酸性脓疱性毛囊炎、环状肉芽肿、黏液水肿性苔藓等。

【禁忌证】

1. 绝对禁忌证

（1）着色性干皮病、遗传性发育不良痣综合征、Gorlin 综合征、Bloom 综合征、Cockayne 综合征、恶性黑色素瘤病史者。

（2）年龄在 12 岁以下（接受系统性 PUVA 者）。

2. 相对禁忌证

（1）年龄在 6 岁以下；

（2）怀孕或哺乳期妇女；

（3）系统性红斑狼疮、皮肌炎或其他结缔组织病；

（4）有皮肤恶性肿瘤或癌前期病变的病史者；

（5）有癫痫、心功能不全、光敏性银屑病病史者，服用光敏感药物者；

（6）既往服过砷剂或接受放射治疗者；

（7）补骨脂素过敏、肝功能受损者及白内障或其他晶体疾病患者（接受 PUVA 者）。

（四）安全措施规范

1. 紫外线治疗的操作人员和接受治疗的患者必须强制性佩戴护目镜；

2. 治疗前需先开启紫外线治疗仪器，并确认其正常运作；

3. 紫外线治疗前，指导患者在紫外线治疗仪前（内）摆好合适体位并确认患者已佩戴好护目镜；

4. 治疗时严格规范操作仪器，并监测其运行；

5. 当天工作结束后，应关闭所有仪器并切断电源；

6. 定期进行设备维护，一旦仪器出现故障应停止使用并及时报修。

（五）仪器操作规范

1. 治疗前先接通电源、打开紫外线治疗仪，并确认其正常运作；

2. 根据患者治疗卡上拟定的照射剂量，在紫外线治疗仪上设定相应的剂量；

3. 嘱患者戴好护目镜，将治疗光源对准患者的照射部位或嘱患者步入全仓紫外线治疗仪并关上舱门；

4. 在开始照射前，再次核对照射的光源类型和照射的剂量和时间，确认紫外线治疗仪上所设的剂量与治疗卡上的相一致，启动紫外线治疗仪；

5. 患者接受照射期间，应严密监测紫外线治疗仪的运行情况，如发现患者不适或仪器运行异常，应立即关闭仪器、终止治疗；

6. 照射结束后紫外线治疗仪自动停止并发出警示音，重新设置紫外线治疗仪至初始状态，以便下一位患者接受治疗；

7. 当工作结束后，关闭所有紫外线治疗仪，并切断电源。

（六）紫外线治疗操作流程

见紫外线治疗操作流程图（附录四）。

（七）设备维护和消毒规范

1. 所有仪器设备必须进行登记管理，定期由专人进行设备的保养和维护。

（1）定期由专人进行紫外线治疗设备的保养和电脑软件的维护；

（2）灯管更新：定期进行灯管辐照参数的检测，如有灯管辐照强度减弱或损坏，应及时更新；

（3）一旦仪器出现故障，必须立即停止使用并及时报修；

（4）所有设备必须进行登记管理，做好检测和维修记录工作；

2. 保持紫外线治疗室内卫生整洁与通风，定期消毒护目镜，每天更换床单，每周一次空气消毒。

附录四　紫外线治疗操作流程图

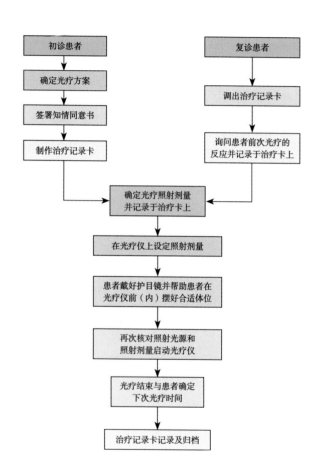

初诊患者 → 确定光疗方案 → 签署知情同意书 → 制作治疗记录卡

复诊患者 → 调出治疗记录卡 → 询问患者前次光疗的反应并记录于治疗卡上

确定光疗照射剂量并记录于治疗卡上

在光疗仪上设定照射剂量

患者戴好护目镜并帮助患者在光疗仪前（内）摆好合适体位

再次核对照射光源和照射剂量启动光疗仪

光疗结束与患者确定下次光疗时间

治疗记录卡记录及归档

附录五　紫外线治疗皮肤病临床应用专家共识

中国康复医学会皮肤病康复专业委员会
中国医学装备协会皮肤病与皮肤美容分会光医学治疗装备学组

通信作者：张建中，Email：rmzjz@126.com；
　　　　　王秀丽，Email：wangxiuli_1400023@tongji.edu.cn

【摘要】紫外线在银屑病、白癜风、皮肤淋巴瘤、特应性皮炎等皮肤病治疗中具有重要地位。近年来随着光医学技术的发展，更加安全高效的紫外线治疗技术在皮肤病治疗中得到推广应用。为提高紫外线治疗的疗效与安全性，本共识对紫外线治疗在皮肤科的临床规范应用提出具体建议，供临床医生在实践中参考。

【关键词】紫外线疗法；皮肤疾病；指南

　　紫外线治疗在皮肤科应用已逾百年，在银屑病、白癜风、皮肤淋巴瘤、特应性皮炎等皮肤病治疗中具有重要地位。近年来随着光医学技术的发展，更加安全高效的紫外线治疗技术在皮肤病治疗中得到推广应用。目前，我国在紫外线治疗皮肤病的临床应用方面尚无统一规范。中国康复医学会皮肤病康复专业委员会和中国医疗装备协会组织专家制定了紫外线治疗皮肤病临床应用专家共识，供全国皮肤科及全科医生在临床实践中参考。随着医学实践的不断进步，本共识未来将进一步修订。

一、紫外线治疗的理论基础

（一）紫外线及紫外线治疗

　　紫外线是一种电磁波谱，分为长波紫外线（UVA，波长

320~400nm）、中波紫外线（UVB，波长 290～320nm）和短波紫外线（UVC，波长 180～290nm）[1]。UVC 的穿透深度仅达表皮浅层，大部分被表皮的角质层吸收；UVB 可穿透整个表皮，大部分被表皮所吸收，小部分可达真皮浅层；UVA 可穿透表皮到达真皮层。临床大多采用 UVB 和 UVA 治疗皮肤病。

紫外线治疗是指应用人造光源的紫外线治疗疾病，是当前皮肤科的常用治疗手段之一。目前 UVB 及 UVA 治疗所用光源以紫外荧光灯为主。308nm 准分子（激）光治疗仪则是利用"准分子"发光技术，以氯化氙气体为介质发出波长为 308nm 的准分子光或激光。大功率发光二极管光源相比传统紫外线光源使用寿命更长，具有潜在的发展和应用前景。

临床常用治疗皮肤病的紫外线波段或方案包括宽谱 UVB（broad-band UVB，290～320nm）、窄谱 UVB［narrow-band UVB，（311±2）nm］、308nm 准分子（激）光（308nm excimer light/laser）、UVA1（340～400nm）及补骨脂 UVA（320～400nm）光化学疗法（psoralen plus ultraviolet A，PUVA），其中宽谱 UVB 已逐渐被窄谱 UVB 所替代。

（二）紫外线治疗机制

皮肤中每种分子都吸收特定波长的光谱，这些分子被称为色基（chromophore），各种色基吸收光谱不同。当不同的紫外线波段被特定的色基吸收，可产生一系列相应的生物学效应 [2]。

1. UVB 治疗 UVB 主要通过诱导 DNA 损伤及细胞凋亡，改变表皮分泌细胞因子特性，影响抗原提呈细胞等发挥免疫抑制作用 [2-3]。具体机制为：①尿刊酸在天然情况下以反式异构体形式存在于角质层中，UVB 照射可使其从反式异构体转化为顺式异构体，引起局部免疫抑制 [3]；② UVB 作用于 DNA 后生成光产物，主要是环丁烷嘧啶二聚体，可以直接损伤 DNA，诱导细胞凋亡 [2,4]；③ UVB 可上调 Th2 通路的细胞因子如白细胞介素 4

（IL-4）、IL-10，降低 Th1/Th17 通路的细胞因子如 IL-12、IL-17、干扰素 γ[3,4]；④ UVB 可减少表皮朗格汉斯细胞数量，抑制其抗原提呈功能 [3,4]；⑤ UVB 可诱导酪氨酸酶生成，促进黑素细胞增殖和迁移 [5]。窄谱 UVB 较宽谱 UVB 具有更强的免疫调节作用 [4]。

2. PUVA　PUVA 是 UVA 联合光敏药物补骨脂素治疗皮肤病的一种光化学疗法。外用或口服补骨脂素后，补骨脂素将插入DNA 碱基对之间，由于其光敏性，当皮肤接受 UVA 照射时随即形成补骨脂 -DNA 光加合物，后者可以延缓 DNA 复制并降低核分裂，进而减缓表皮更新时间。PUVA 还可诱导活性氧的产生，导致细胞和线粒体膜脂质过氧化损伤，促使细胞死亡 [3]。此外，PUVA 还可增加表皮黑素细胞数量，提高其活性 [6]。

3. UVA1 治疗　UVA1 治疗是近年发展起来的一种新型紫外线治疗方法。UVA1 可通过诱导真皮 T 细胞凋亡，减少炎症细胞因子如肿瘤坏死因子 α、干扰素 γ、IL-12 的表达，诱导真皮成纤维细胞凋亡及基质金属蛋白酶产生，抑制 I 型胶原及 III 型胶原的合成等机制发挥治疗作用 [3,7-8]。

二、紫外线治疗皮肤病的适应证和禁忌证

（一）适应证

1. 窄谱 UVB　常见适应证为银屑病、白癜风、蕈样肉芽肿、特应性皮炎，也可用于瘙痒症、副银屑病、结节性痒疹、扁平苔藓、玫瑰糠疹、苔藓样糠疹、慢性单纯性苔藓、毛发红糠疹、皮肤肥大细胞增多症、淋巴瘤样丘疹病、硬斑病、系统性硬化病、硬肿病、移植物抗宿主病、脂溢性皮炎、环状肉芽肿、多形性日光疹、日光性荨麻疹等疾病的治疗 [3,9-10]。

2. 308nm 准分子（激）光　308nm 准分子（激）光通过手持式治疗头紧贴皮损照射，可作用于传统手段无法治疗的特殊部位和皮损较为局限者，如外耳、龟头等部位的皮损。其光斑直径

小，照射功率更高，可避免照射非皮损部位，因此，总的累积照射剂量较窄谱 UVB 少 [11]。适用于白癜风、银屑病、蕈样肉芽肿、斑秃、结节性痒疹、扁平苔藓、硬斑病、硬化性苔藓等疾病的局限性、顽固性皮损的治疗 [11]。

3. PUVA　常见适应证为中重度银屑病、蕈样肉芽肿、特应性皮炎，也可用于白癜风、掌跖脓疱病、掌跖部位单纯性苔藓、结节性痒疹、副银屑病、淋巴瘤样丘疹病、皮肤肥大细胞增多症、硬斑病、系统性硬化病、硬肿病、移植物抗宿主病、硬化性苔藓、斑秃、环状肉芽肿、扁平苔藓、多形性日光疹、日光性荨麻疹等的治疗 [3,9]。

4. UVA1　与 UVB 和 PUVA 相比，UVA1 穿透深且无补骨脂素相关不良反应，主要应用于硬斑病、系统性硬化病、硬化性苔藓、硬肿病、硬皮病样移植物抗宿主病等皮肤纤维化疾病的治疗，也可用于特应性皮炎、皮肤肥大细胞增多症、蕈样肉芽肿、淋巴瘤样丘疹病、结节性痒疹、结节病、环状肉芽肿、扁平苔藓、玫瑰糠疹、苔藓样糠疹、毛发红糠疹、瘢痕疙瘩等疾病的治疗 [3,9-10,12]。

（二）紫外线治疗的禁忌证

1. 绝对禁忌证 [3,9]　主要包括系统性红斑狼疮、皮肌炎、有恶性黑素瘤史、着色性干皮病、发育不良痣综合征、Bloom 综合征、Gorlin 综合征、Cockayne 综合征等。但近年来亦有 UVA1 治疗系统性红斑狼疮的病例报道 [13]。

2. 相对禁忌证 [3,9]　①光线性角化病、皮肤基底细胞癌、鳞状细胞癌等非黑素细胞癌前病变及肿瘤史；②近期接触光敏物质；③卟啉病；④近期有砷剂摄入；⑤放疗；⑥有黑素瘤家族史；⑦免疫抑制状态；⑧白内障。有以上情况的患者在联合紫外线治疗时需权衡利弊，谨慎选择。

三、紫外线治疗皮肤病的注意事项、不良反应及预防处理原则

（一）注意事项

1. **患者的注意事项**　在接受紫外线治疗前，应避免服用光敏性食物及药物。嘱皮损鳞屑较厚的患者紫外线治疗前温水浴30min左右，祛除皮损鳞屑，并可外涂一薄层矿物油或凡士林，以促进紫外线透皮。但是，治疗前4h内不涂水杨酸或较厚的有色保湿霜，因皮肤表面若覆盖其他化学成分或药物，反而会阻碍紫外线照射，影响治疗效果。全身紫外线治疗时，未受累的面颈部、乳头等部位可外涂防晒霜或用衣物遮挡（蕈样肉芽肿除外），并使用紫外线防护用具遮盖保护眼部、生殖器等特殊部位。紫外线局部照射时，亦要注意保护眼睛，避免角膜损伤。局部紫外线不建议用于治疗生殖器部位皮损。紫外线治疗后当天，治疗区域应避免额外的日光照射，必要时可外涂防晒霜或用衣物遮挡，患者应避免热水浴，可外涂保湿剂以缓解皮肤干燥。

2. **操作者的注意事项**　治疗前，操作者必须全面掌握设备的设置和操作、治疗流程、最小红斑量（minimal erythema dose，MED）测定步骤及结果读取方法、紫外线疗效的评估及不良反应的识别；治疗期间，操作者须随时和患者保持沟通；治疗结束后，应准确记录照射次数和累积照射剂量。需全程负责紫外线辐照强度测量的准确性，确保患者接受处方剂量的准确度。操作者同样需得到有效的紫外线防护[9]。

3. **质控与维护**　为确保紫外线治疗装置的技术状况良好，必须定期对设备进行维护。每月必须使用与发射光谱相匹配的紫外光功率计检测治疗设备的辐照强度，根据检测结果，重新调整治疗时间，以确保可靠的治疗剂量。紫外光功率计应每年进行校准[9]。

（二）急性期不良反应及预防处理

常见急性期不良反应包括皮肤干燥、瘙痒、红斑、肿胀、灼

痛、水疱 [3,14]。皮肤干燥、瘙痒可予外用润肤剂或止痒药物缓解。红斑、肿胀、灼痛及水疱可给予湿敷并酌情外用糖皮质激素和非甾体抗炎药物适当减轻炎症反应。根据红斑及疼痛程度暂停或降低照射剂量，复核患者是否同时服用光敏性药物或食物，嘱患者治疗后避免额外日光照射。

（三）长期不良反应及预防处理

长期不良反应主要发生于超过 200 次 PUVA 治疗的患者，特别是 Fitzpatrick-Pathak 皮肤类型为Ⅰ、Ⅱ型的患者 [3]。主要为皮肤光老化（皮肤干燥、萎缩、色素加深、皱纹增多）、雀斑样痣、纵向黑甲、光线性角化病、鳞状细胞癌、基底细胞癌、白内障等的风险增加，需定期体检，确保早发现、早治疗 [3,9,15]。长期 UVB 及 UVA1 治疗亦可导致皮肤光老化，但其致癌风险还有待进一步观察研究 [3,15]。

四、部分疾病紫外线治疗细则

（一）窄谱 UVB 治疗

1. 银屑病　窄谱 UVB 适用于治疗中重度寻常型银屑病、关节病型银屑病，而红皮病型和脓疱型银屑病患者慎用 [1]。使用时可按照患者的 Fitzpatrick-Pathak 日光反应性皮肤类型或通过测定 MED 制订治疗方案 [16]。Fitzpatrick-Pathak 皮肤类型及各型特点见表 1，中国人皮肤类型主要为Ⅱ、Ⅲ、Ⅳ型 [17]。MED 是指对紫外线反应产生可见红斑的最小剂量。确定 MED 值要依据所用紫外线治疗设备，选择合适的紫外线剂量检测仪，并应与治疗设备的波长一致。测量 MED 的部位多选择腹部或臀部等非光暴露部位。

根据 MED 值制订个体化治疗方案更为精准，初始剂量：0.5～0.7 MED。增加剂量：根据患者照射后的反应，递增前次剂量的 10%～20%。照射后反应：治疗后 24h 如无明显红斑，可递增照射剂量；出现轻度红斑，维持原剂量照射；出现中、重度红斑，待红斑消退可继续治疗，但照射剂量需减前次剂量的10%～20%；出现疼痛性红斑或水疱，应暂停治疗并做对症处理。

根据皮肤类型制订治疗方案则较为便捷，初始剂量、增加剂量、最大剂量可参考表1。推荐治疗起始频率为每周3次，2次治疗间隔大于24h[18]。若前后2次治疗间隔时间中断超过3d以上，应调整治疗方案[16]，中断4～7d，维持原剂量；中断>1周且≤2周，降低原剂量的25%；中断>2周且≤3周，降低原剂量的50%或重新从小剂量开始；中断>3周，重新从小剂量开始。皮损基本消退（>80%）后可维持治疗以巩固疗效[1]，维持治疗方案[1]：第1个月每周2次，第2个月每周1次，第3个月及以后每2周1次。维持剂量视患者接受照射后的反应和耐受情况，在维持治疗前最后一次治疗剂量的基础上减少15%～25%，总治疗时间需要4个月或更长[1]。

表1　根据 Fitzpatrick-Pathak 皮肤分型确定窄谱 UVB
治疗银屑病的剂量　　　单位：MJ/cm^2

皮肤类型	日晒红斑	日晒黑化	初始剂量	每次增加剂量	最大剂量
I	极易发生	从不发生	130	15	2 000
II	容易发生	轻微晒黑	220	25	2 000
III	有时发生	有些晒黑	260	40	3 000
IV	很少发生	中度晒黑	330	45	3 000
V	罕见发生	呈深棕色	350	60	5 000
VI	从不发生	呈黑色	400	65	5 000

2. 白癜风　窄谱 UVB 是治疗成人非节段型白癜风的一线紫外线治疗方法[19]，也适用于混合型白癜风。因为白癜风皮损处色素脱失，不适合根据 MED 及 Fitzpatrick-Pathak 皮肤类型确定初始剂量。推荐白癜风患者照射起始剂量为 200MJ/cm²[20]。快速进展期照射剂量宜从 100MJ/cm² 起始，联合系统应用糖皮质激素治疗，可避免诱发同形反应[21]。白癜风复色与治疗累积总次数有关，治疗频率推荐每周 2～3 次，每周治疗 2 次患者的依从性更佳，每周治疗 3 次起效更快[20]。根据治疗反应调整剂量：①同一剂量持续治疗 4 次后如未出现红斑或红斑持续时间 <24h，治疗剂量增加 10%～20%；②红斑持续 24～72h，维持上次剂量；③红斑持续超过 72h 或出现水疱，治疗时间应推后至症状消失，下次治疗剂量减少 20%～50%。面部单次照射最大剂量面部单次照射最大剂量为 1 500MJ/cm²，其他部位为 3 000 MJ/cm²[20]，此后维持此最大剂量照射。若前后 2 次治疗间隔时间中断超过 3d 以上，中断后的治疗方案参考窄谱 UVB 治疗银屑病方案中相应内容进行调整。窄谱 UVB 持续照射超过 20～30 次后，连续照射无色素恢复，则应停止治疗，休息 3～6 个月。只要有持续复色，紫外线治疗通常可继续进行，不建议进行维持性紫外线治疗[21]。

3. 其他疾病　窄谱 UVB 在其他疾病中的应用可参见相关文献，根据个体情况进行调整。

（二）308nm 准分子（激）光治疗

1. 白癜风　适于皮损总面积小于体表面积 5% 的白癜风患者。根据皮损所在部位，结合皮损色素脱失的程度制订起始剂量[22]：①对于完全脱色斑，面、颈、躯干初始剂量为 100MJ/cm²，四肢为 150MJ/cm²，手足为 200MJ/cm²；②对于部分脱色斑，面、颈、躯干初始剂量为 150MJ/cm²，四肢为 200MJ/cm²，手足为 250MJ/cm²。根据治疗反应调整后续剂量，①上次治疗后无红斑或轻度红斑持续小于 24h，剂量增加 50MJ/cm^2；②轻度至中度红斑持续 24~48h，维持前次剂量；③ 48~60h 期间仍有明显红斑，剂量减少 50MJ/cm^2；④ 60~72h 仍持续存在红斑或出现水疱，推迟治疗直到症状缓解，下次剂量减少 100MJ/cm^2。每周治疗 2~3 次，治疗间隔大于 48h。

2. 银屑病　适用于总皮损面积小于体表面积 5% 的患者以及外用药物效果不佳者。治疗推荐每周 2~3 次，2 次治疗间隔至少 48h[16]。治疗起始剂量可结合皮损情况及皮肤类型综合制定，首先根据患者皮损浸润程度分为轻度、中度、重度，Ⅰ~Ⅲ型皮肤类型的患者初始剂量依次递增为 300、500、700MJ/cm^2，Ⅳ~Ⅵ型皮肤类型的患者初始剂量依次递增为 400、600、900MJ/cm^2。依据治疗反应调整剂量，①无反应：治疗 24~72h 后没有红斑，无触痛，皮损无改善，增加 25% 剂量；②轻微反应：治疗 24~72h 后轻微红斑，轻微触痛，皮损无明显改善，增加 15% 剂量；③中度 - 良好反应：治疗 24~72h 后中度红斑，中度触痛，维持原剂量；④严重反应：显著的红斑和 / 或触痛，不伴有水疱者降低 15% 剂量，发生水疱者降低 25% 剂量，且避开水疱。

3. 其他疾病　308nm 准分子（激）光在用于其他疾病时可参考相关文献，根据个体情况进行调整。

（三）PUVA

国内多使用外用 PUVA 疗法，较少使用系统 PUVA 疗法。PUVA 可有效治疗慢性斑块状银屑病，特别适合掌跖等皮损较厚部位，相比窄谱 UVB，具有治疗次数更少、缓解时间更长的优势[23]。

1. 外用 PUVA　适用于局限性、顽固性、肥厚性银屑病的治疗，局部皮损涂抹补骨脂素制剂 30min 后，遮挡非皮损区域皮肤，使用局部 UVA 照射皮损区域。外用 PUVA 疗法治疗银屑病时，UVA 初始照射剂量为 250~500MJ/cm^2，每次递增

250～500MJ/cm^2，至皮损处出现轻度红斑[16]。

2. 系统 PUVA 疗法　推荐用于外用药物和 UVB 治疗抵抗的泛发性中重度斑块状银屑病，治疗前 2h，按 0.5～0.6mg/kg 口服甲氧沙林片，然后照射 UVA[24]。系统 PUVA 疗法治疗银屑病时，根据 Fitzpatrick-Pathak 皮肤类型制订 UVA 照射剂量，Ⅰ型皮肤的 UVA 照射初始剂量为 500MJ/cm^2，Ⅱ、Ⅲ、Ⅳ、Ⅴ、Ⅵ型皮肤依次递增 500MJ/cm^2，至Ⅵ型皮肤的 3 000MJ/cm^2。此后，Ⅰ、Ⅱ型皮肤每次递增 500MJ/cm^2，最大剂量 8 000MJ/cm^2；Ⅲ、Ⅳ型皮肤每次递增 1 000MJ/cm^2，最大剂量 12 000MJ/cm^2；Ⅴ、Ⅵ型皮肤每次递增 1 500MJ/cm^2，最大剂量 20 000MJ/cm^2。治疗频率为每周 2～3 次，2 次治疗至少间隔 48h。系统 PUVA 治疗期间应定期监测肝功能。PUVA 在其他疾病中的应用可参考相关文献，根据个体情况进行调整。

（四）UVA1 治疗

UVA1 常用于皮肤纤维化疾病的治疗。与其他紫外线治疗增量照射方案不同，UVA1 的单次治疗剂量常保持恒定，UVA1 照射剂量分为低剂量（10～20J/cm^2），中剂量（>20～70J/cm^2）和高剂量（>70～130J/cm^2）[13]。临床上常推荐中剂量治疗皮肤病[3,13]。单次所需照射剂量高于 MED 时，先以 MED 剂量作为起始照射剂量，此后逐渐增加至所需照射剂量。

因目前尚无大规模 UVA1 治疗方案的循证医学研究，故以下推荐参数[3,13]仅供参考。①皮肤纤维化疾病（硬斑病、系统性硬化病、硬肿病、硬皮病样移植物抗宿主病等）：推荐方案 60J/cm^2，每周 3～5 次，治疗 8～12 周；②硬化性苔藓：50J/cm^2，每周 5 次，治疗 8 周；③特应性皮炎、皮肤 T 细胞淋巴瘤：60J/cm^2，每周 3～5 次，治疗 3～6 周；④皮肤肥大细胞增生性疾病：60J/cm^2，每周 5 次，治疗 3 周；⑤玫瑰糠疹：30J/cm^2，每周 3 次，治疗 3 周。

五、特殊人群紫外线治疗

儿童、孕妇、哺乳期妇女等特殊人群接受紫外线治疗时，需格外慎重，科学评估其获益与风险，在必须接受紫外线治疗时，优先选择窄谱 UVB。

对儿童进行紫外线治疗前应评估其是否能遵循治疗流程，如是否能采取佩戴防护镜等防护措施、有无幽闭恐惧症及焦虑症、是否可在治疗期间站立于全舱紫外线治疗仪中保持静止完成治疗等。在充分与监护人沟通治疗方案并取得同意后，方可开始紫外线治疗[25]。孕妇需格外注意面部防护，减少黄褐斑的发生[26]。孕期 3 个月内进行紫外线治疗时建议同时补充叶酸[26]。

六、家庭紫外线治疗

家庭紫外线治疗是指在医生处方指导下，患者在家中自行使用专业家庭治疗设备进行的紫外线治疗。正确的家庭紫外线治疗的疗效与门诊治疗相当，是医院治疗的有效补充[27-29]。因此，合理、规范选择家庭紫外线治疗有利于患者完成治疗。

筛选适合家庭紫外线治疗的患者需由临床医师主导，一般为需要紫外线治疗、可以掌握家庭紫外线治疗的方法、能在一定时间内进行随访评估的患者。临床医师需仔细评估患者是否具有自行操作家庭紫外线治疗的能力，评估合格后方可处方家庭紫外线治疗，并帮助患者进行治疗方案规划。患者需定期电话汇报完成随访，每隔 1～3 个月需当面复诊，如发生不良反应需及时就诊。

家庭紫外线治疗目前主要使用的是窄谱 UVB 治疗，详细可参考"窄谱中波紫外线家庭光疗临床应用专家共识"[29]。

七、小结与展望

本共识规范了不同紫外线治疗方法治疗不同皮肤疾病的方案，强调了相关注意事项，并对特殊人群紫外线治疗、家庭紫外线治疗和紫外线治疗不良反应及处理给出规范性建议，希望有助于临床医生更好地开展紫外线治疗。随着所需光学设备和技术的发展，紫外线治疗亦在不断发展优化中，相信未来靶向性更高、疗效更佳、不良反应更小的紫外线治疗会不断推陈出新。

免责声明 本共识基于现有研究结果制订，仅供临床医生参考，临床遇到特殊情况时，医生可根据实际情况判断予以合适的治疗方案。

参加本共识修订人员（按拼音排名） 高兴华（中国医科大学附属第一医院）、顾恒（中国医学科学院皮肤病医院）、蒋献（四川大学华西医院）、康晓静（新疆维吾尔自治区人民医院）、赖维（中山大学附属第三医院）、李航（北京大学第一医院）、李珊山（吉林大学第一医院）、栗玉珍（哈尔滨医科大学附属第二医院）、鲁严（南京医科大学第一附属医院）、陆前进（中南大学湘雅二医院）、刘玮（解放军空军总医院）、林有坤（广西医科大学附属第一医院）、马琳（首都医科大学附属北京儿童医院）、潘萌（上海交通大学医学院附属瑞金医院）、宋秀祖（杭州市第三人民医院）、宋智琦（大连医科大学附属第一医院）、陶娟（华中科技大学同济医学院附属协和医院）、王刚（空军军医大学第一附属医院）、王宏伟（复旦大学附属华东医院）、王秀丽（上海市皮肤病医院）、徐金华（复旦大学附属华山医院）、喻楠（宁夏医科大学总医院）、张国龙（上海市皮肤病医院）、张建中（北京大学人民医院）。

执笔者 王秀丽、张建中、顾恒。

利益冲突 所有作者均声明不存在利益冲突。

参考文献

［1］ 中华医学会皮肤性病学分会银屑病专业委员会. 中国银屑病诊疗指南（2018 简版）［J］. 中华皮肤科杂志, 2019, 52（4）: 223-230.

［2］ LIM HW, HÖNIGSMANN H, HAWK JLM. 光皮肤病学［M］. 吴艳, 刘玮, 译. 北京: 科学出版社, 2009: 18, 34-36, 71.

［3］ TOTONCHY MB, CHIU MW. UV-based therapy［J］. Dermatol Clin, 2014, 32（3）: 399-413, ix-x.

［4］ BERNEBURG M, RÖCKEN M, BENEDIX F. Phototherapy with narrowband vs broadband UVB［J］. Acta Derm Venereol, 2005, 85（2）: 98-108.

［5］ FELSTEN LM, ALIKHAN A, PETRONIC-ROSIC V. Vitiligo: a compre-hensive overview Part Ⅱ: treatment options and approach to treatment［J］. J Am Acad Dermatol, 2011, 65（3）: 493-514.

［6］ ANBAR TS, EL-SAWY AE, ATTIA SK, et al. Effect of PUVA therapy on melanocytes and keratinocytes in non-segmental vitiligo: histopathological, immuno-histochemical and ultrastructural study［J］. Photodermatol Photoimmunol Photomed, 2012, 28（1）: 17-25.

［7］ JU M, CHEN K, CHANG B, et al. UVA1 irradiation inhibits fibroblast proliferation and alleviates pathological changes of scleroderma in a mouse model［J］. J Biomed Res, 2012, 26（2）: 135-142.

［8］ KEYAL U, BHATTA AK, WANG XL. UVA1 a promising approach for scleroderma［J］. Am J Transl Res, 2017, 9（9）: 4280-4287.

［9］ HERZINGER T, BERNEBURG M, GHORESCHI K, et al. S1-Guidelines on UV phototherapy and photochemotherapy［J］. J Dtsch Dermatol Ges, 2016, 14（8）: 853-876.

［10］ LIM HW, SILPA-ARCHA N, AMADI U, et al. Phototherapy in dermatology: a call for action［J］. J Am Acad Dermatol, 2015, 72（6）: 1078-1080.

［11］ MEHRABAN S, FEILY A. 308nm excimer laser in dermatology[J]. J Lasers Med Sci, 2014, 5(1): 8-12. PMID: 25606333. PMCID: PMC4290518.

［12］ POLAT M, KAYA H, ŞAHIN A. A new approach in the treatment of keloids: UVA-1 laser[J]. Photomed Laser Surg, 2016, 34(3): 130-133.

［13］ GAMBICHLER T, TERRAS S, KREUTER A. Treatment regimens, protocols, dosage, and indications for UVA1 phototherapy: facts and controversies[J]. Clin Dermatol, 2013, 31(4): 438-454.

［14］ VASSANTACHART JM, SOLEYMANI T, WU JJ. Comparison of phototherapy guidelines for psoriasis: a critical appraisal and comprehensive review[J]. J Drugs Dermatol, 2016, 15(8): 995-1000. PMID: 27538001.

［15］ PATEL RV, CLARK LN, LEBWOHL M, et al. Treatments for psoriasis and the risk of malignancy[J]. J Am Acad Dermatol, 2009, 60(6): 1001-1017.

［16］ MENTER A, KORMAN NJ, ELMETS CA, et al. Guidelines of care for the management of psoriasis and psoriatic arthritis: section 5. Guidelines of care for the treatment of psoriasis with phototherapy and photochemotherapy[J]. J Am Acad Dermatol, 2010, 62(1): 114-135.

［17］ 刘玮, 赖维, 王学民, 等. 中国城市女性人群皮肤类型调查及相关研究[J]. 临床皮肤科杂志, 2005, 34(7): 420-423.

［18］ LAPOLLA W, YENTZER BA, BAGEL J, et al. A review of phototherapy protocols for psoriasis treatment[J]. J Am Acad Dermatol, 2011, 64(5): 936-949.

［19］ TAIEB A, ALOMAR A, BÖHM M, et al. Guidelines for the management of vitiligo: the European Dermatology Forum consensus [J]. Br J Dermatol, 2013, 168(1): 5-19.

［20］ MOHAMMAD TF, AL-JAMAL M, HAMZAVI IH, et al. The Vitiligo Working Group recommendations for narrowband ultraviolet B light phototherapy treatment of vitiligo［J］. J Am Acad Dermatol, 2017, 76（5）: 879-888.

［21］ 中国中西医结合学会皮肤性病专业委员会色素病学组. 白癜风诊疗共识（2018版）［J］. 中华皮肤科杂志, 2018（4）: 247-250.

［22］ BEGGS S, SHORT J, RENGIFO-PARDO M, et al. Applications of the excimer laser: a review［J］. Dermatol Surg, 2015, 41（11）: 1201-1211.

［23］ ARCHIER E, DEVAUX S, CASTELA E, et al. Efficacy of psoralen UV-A therapy vs. narrowband UV-B therapy in chronic plaque psoriasis: a systematic literature review［J］. J Eur Acad Dermatol Venereol, 2012, 26 Suppl 3: 11-21.

［24］ 赵辨. 中国临床皮肤病学［M］. 南京: 江苏科学技术出版社, 2010: 320.

［25］ CRALL CS, RORK JF, DELANO S, et al. Phototherapy in children: considerations and indications［J］. Clin Dermatol, 2016, 34（5）: 633-639.

［26］ BANGSGAARD N, RØRBYE C, SKOV L. Treating psoriasis during pregnancy: safety and efficacy of treatments［J］. Am J Clin Dermatol, 2015, 16（5）: 389-398.

［27］ HUNG R, UNGUREANU S, EDWARDS C, et al. Home phototherapy for psoriasis: a review and update［J］. Clin Exp Dermatol, 2015, 40（8）: 827-822.

［28］ MOHAMMAD TF, SILPA-ARCHA N, GRIFFITH JL, et al. Home phototherapy in vitiligo［J］. Photodermatol Photoimmunol Photomed, 2017, 33（5）: 241-252.

［29］ 中国医师协会皮肤科医师分会规范化诊疗工作委员会, 中国医学

附录

装备协会皮肤病与皮肤美容专业委员会皮肤外科装备学组和皮肤光治疗学组. 窄谱中波紫外线家庭光疗临床应用专家共识[J]. 中华皮肤科杂志, 2019, 52(3): 156-161.

注: 此文首次发表于"中国康复医学会皮肤病康复专业委员会, 中国医学装备协会皮肤病与皮肤美容分会光医学治疗装备学组. 紫外线治疗皮肤病临床应用专家共识 [J]. 中华皮肤科杂志, 2019, 52(12): 872-877.[2020-05-06]. http://rs.yiigle.com/CN321138201912/1171681.htm. DOI:10.35541/cjd.20190617.", 已授权作为本书附录。

08